AF474383

La Méthode *Électro-Cinésique-Vasculaire* a le grand tort d'avoir été faite d'un seul bloc (V. p. 168) (2) par Chardin
Docteur L.... G...

Thérapeutique Électrique

L'intensité ne peut remplacer le temps.
C. C...

La Pathogénie dépend de la perturbation de la circulation
Prof. Ch. Henry

N° 4073

PRÉCIS D'ÉLECTRICITÉ MÉDICALE

exposant le principe et la méthode

ELECTRO-CINÉSIQUE VASCULAIRE (E. C. V.)

développant cette idée personnelle, féconde :

« Une seule maladie, un seul traitement »

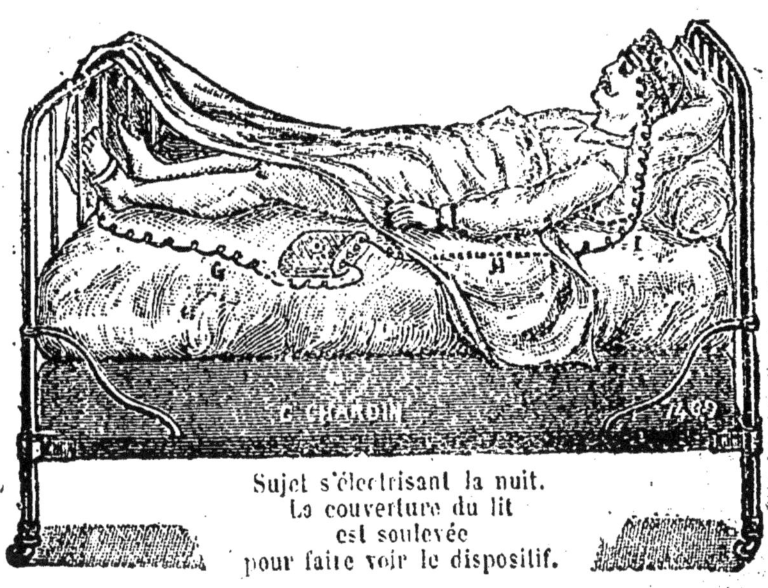

Sujet s'électrisant la nuit.
La couverture du lit
est soulevée
pour faire voir le dispositif.

PAR

Charles CHARDIN, I. Q
Inventeur-Auteur-Éditeur
5, RUE DE CHATEAUDUN, PARIS (IXE ARR.)

Ce Précis publie 73 lettres de Docteurs, 23 de Militaires, 22 de Prêtres 100 du Public, 25 Figures.

Prix : 2 Francs

1917

OUVRAGES DU MÊME AUTEUR

Éditions épuisées.. {
Précis d'électricité 1887-1896-1897 : français, espagnol et russe.
N° 3605 *idem*. 1909.
N° 3786 — 1909.
L'électricité et la thérapeutique moderne.
La sublime erreur de Duchenne.

BROCHURES

N° 3524 1906 La Naupathie ou mal de mer vaincu par l'électricité (français) . . . . **0 fr. 50**
N° 3684 1906 La Naupathie ou mal de mer vaincu par l'électricité (espagnol) . . . . **0 fr. 50**
N° 3712 1906 La Naupathie ou mal de mer vaincu par l'électricité (anglais) . . . . **0 fr. 50**
N° 4041 1913 Étude sur l'électrisation des canaux, urèthre, œsophage, canal lacrymal, trompe d'Eustache . . . . **0 fr. 50**
N° 4042 Électrolyse. Emploi des aiguilles. . . . . . **0 fr. 50**
N° 3711 1907 Étude sur l'Ozone. . . . . **0 fr. 50**
N° 3715 1908 Étude sur la Beauté, par l'électricité . . . **0 fr. 50**
N° 3745 1908 Le Cheval et l'Électricité. . . . . **0 fr. 50**

DICTIONNAIRE ÉLECTROTHÉRAPEUTIQUE

1912-1916

De toutes les maladies humaines amenées à l'unité de maladie, à l'unité de traitement. 1256 pages, 115 figures dans le texte. Exposé du Principe et de la Méthode E. C. V. Son application à toutes les maladies. Preuves à l'appui de son efficacité universelle. Ouvrage unique et qui défie le plagiat Officiel. Prix broché. . . **15 fr. »**
— relié. . . **16 fr. 50**

CHARLES CHARDIN, I. (1872)

INVENTEUR, AUTEUR, ÉDITEUR

5, Rue du Châteaudun, PARIS

La Méthode *Electro-Cinésique-Vasculaire* a le grand tort d'avoir été faite d'un seul bloc (V. p. 168) (2) par Chardin
Docteur L.... G...

L'intensité ne peut remplacer le temps.
C. C...

La Pathogénie dépend de la perturbation de la circulation
Prof. Ch. Henry

Thérapeutique Électrique

N° 4073

PRÉCIS D'ÉLECTRICITÉ MÉDICALE

exposant le principe et la méthode

ELECTRO-CINÉSIQUE VASCULAIRE (E. C. V.)

développant cette idée personnelle, féconde :

« Une seule maladie, un seul traitement »

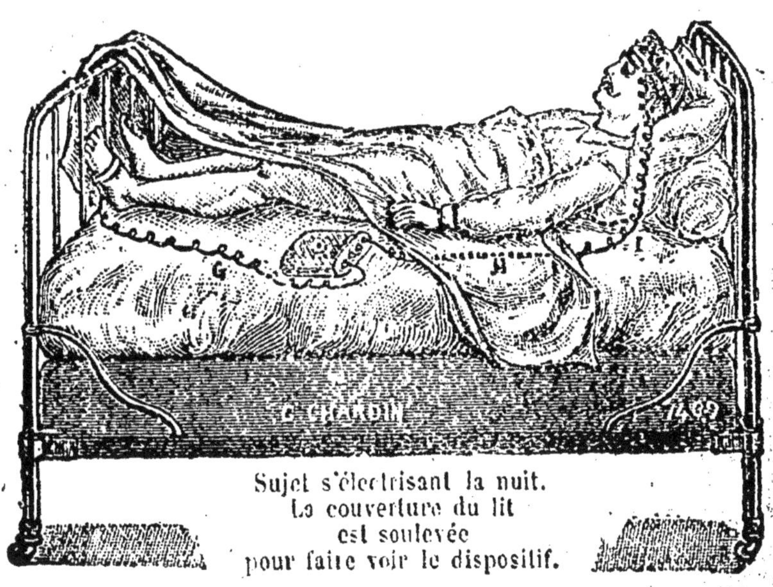

Sujet s'électrisant la nuit.
La couverture du lit est soulevée pour faire voir le dispositif.

PAR

Charles CHARDIN, I. Q

Inventeur-Auteur-Éditeur

5, RUE DE CHATEAUDUN, PARIS (IXe ARR.)

Ce Précis publie 73 lettres de Docteurs, 23 de Militaires, 22 de Prêtres 100 du Public, 25 Figures.

Prix : 2 Francs

1917

OUVRAGES DU MÊME AUTEUR

Éditions épuisées..
- Précis d'électricité 1887-1896-1897 : français, espagnol et russe.
- N° 3605 *idem.* 1909.
- N° 3786 — 1909.
- L'électricité et la thérapeutique moderne.
- La sublime erreur de Duchenne.

BROCHURES

N° 3524 1906 La Naupathie ou mal de mer vaincu par l'électricité (français) . . . . **0 fr. 50**

N° 3684 1906 La Naupathie ou mal de mer vaincu par l'électricité (espagnol) . . . . **0 fr. 50**

N° 3712 1906 La Naupathie ou mal de mer vaincu par l'électricité (anglais) . . . . **0 fr. 50**

N° 4041 1913 Étude sur l'électrisation des canaux, urèthre, œsophage, canal lacrymal, trompe d'Eustache . . . . **0 fr. 50**

N° 4042 Électrolyse. Emploi des aiguilles. . . . . . **0 fr. 50**

N° 3711 1907 Étude sur l'Ozone. . . . . **0 fr. 50**

N° 3715 1908 Étude sur la Beauté, par l'électricité . . . **0 fr. 50**

N° 3745 1908 Le Cheval et l'Électricité. . . . . **0 fr. 50**

DICTIONNAIRE ÉLECTROTHÉRAPEUTIQUE

1912-1916

De toutes les maladies humaines amenées à l'unité de maladie, à l'unité de traitement. 1256 pages, 115 figures dans le texte. Exposé du Principe et de la Méthode E. C. V. Son application à toutes les maladies. Preuves à l'appui de son efficacité universelle. Ouvrage unique et qui défie le plagiat Officiel. Prix broché. . . **15 fr.** »

— relié. . . **16 fr. 50**

CHARLES CHARDIN, Q I (1872)

INVENTEUR, AUTEUR, ÉDITEUR

5, Rue du Châteaudun, PARIS

La Méthode
Electro-Cinésique-Vasculaire
a le grand tort
d'avoir
été faite d'un seul
bloc (V. p. 1682)
par Chardin
Docteur L... G...

Thérapeutique Électrique

N° 4073

PRÉCIS D'ÉLECTRICITÉ MÉDICALE

L'intensité
ne peut remplacer
le temps.
C. C...

La Pathogénie
dépend de la perturbation de la
circulation
Prof. Ch. Henry.

exposant le principe et la méthode

ELECTRO-CINÉSIQUE VASCULAIRE (E.C.V.)

développant cette idée personnelle et féconde :

« Une seule maladie, un seul traitement »

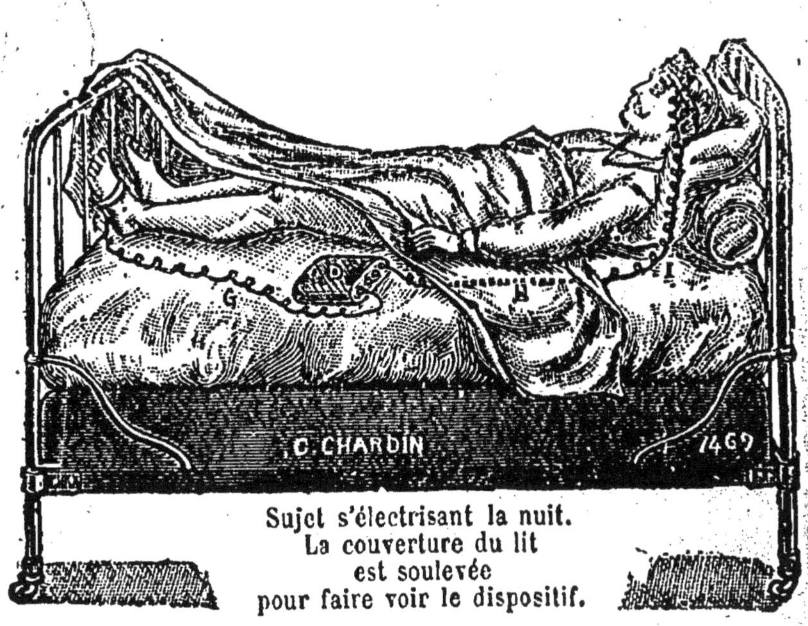

Sujet s'électrisant la nuit.
La couverture du lit
est soulevée
pour faire voir le dispositif.

PAR

Charles CHARDIN, I. Q

Inventeur-Auteur-Éditeur

5, RUE DE CHATEAUDUN, PARIS (IXe ARR.)

**Ce Précis publie 73 lettres de Docteurs, 23 de Militaires, 22 de Prêtres
100 du Public, 25 Figures.**

Prix : 2 Francs

1917

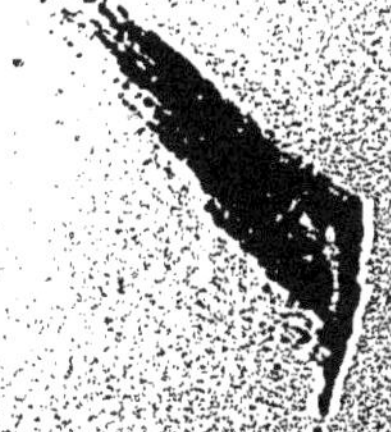

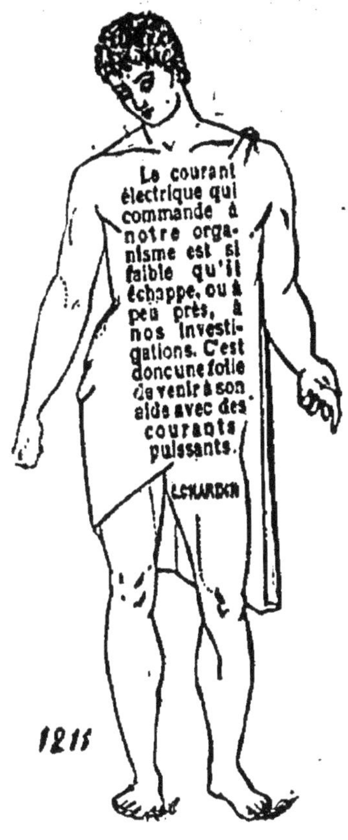

Fig. 1211-1 (1).

Principes émis en 1904 confirmés par le temps et les guérisons innombrables et presque toujours inespérées, souvent miraculeuses.

Tant il est vrai qu'un principe exact peut marcher droit et fier vers l'avenir ! Il serait temps que nos électriciens suivissent cet exemple ! CC. 1917.

Voir dans mon Dictionnaire de médecine les axiomes de Chardin.

* Mon défi à l'École Officielle consistant à expérimenter mes méthodes sur cent malades *alités*, pour les traiter : les uns avec toutes les drogues et tous les appareils de cette école, les autres avec mon appareil unique... est resté sans réponse !... Pourquoi ?

1. *Le premier nombre est un numéro de cliché ; le deuxième le numéro de classement dans le livre.*

PRÉFACE

J'ai jadis projeté de faire un Précis d'électricité en quelques lignes. Aujourd'hui que mon Dictionnaire de médecine électrique s'offre aux esprits pondérés, pour la description de toutes les maladies humaines, je n'envisage plus ici que le moyen de faire comprendre, sans verbiage, mon principe et son application.

J'ai pris dans ma correspondance des documents émanant de personnages divers (1), dont beaucoup de médecins et, sauf des annotations ayant pour but la liaison entre les divers mondes qui constituent « une Tour de Babel » en thérapeutique, je disparais de mon œuvre. J'espère qu'ainsi on me laissera gagner en paix le Paradis qui m'est si bien dû après le Purgatoire qui m'a été imposé sur la terre par mon caractère d'innovateur responsable et de lutteur infatigable (2).

1. Philanthrope avant tout, j'attends les malades sans les solliciter jamais.

2 Sans *Duchenne* et sans *moi-même*, où en serait l'Electricité médicale? Encore que *Duchenne* la desservit-il, sans le vouloir, par atavisme, même par sa statue, cette manifestation grotesque de tout un monde ignare et à l'envers!... Mais j'eus sur *Duchenne*, entre autres supériorités, celle de produire des appareils qui permirent un emploi facile de cette électricité si méconnue, et dont la moindre faiblesse dans son application donnait prétexte à sa condamnation... et je lutte toujours avec calme et constance, mais alors contre l'abus intolérable qui en est fait et qui la déconsidère en la rendant vénale.

Je vois avec un grand chagrin, tous ces ignares d'électrothérapeuthes : médecins et vétérinaires, oublier que cette Puissance merveilleuse réside dans son essence même et non dans les stupides appareils que leur démence multiplie pour leur confusion future.

Je fus accusé jadis, de façon atténuée, il est vrai, mais bien inutilement, je crois, par le Dr Lafond-Grellety, *de n'avoir pas d'esprit (v. p. 168).*

Pourquoi !... Est il donc assez niais (1) pour ne pas savoir « que l'on se connaît, quand on n'est pas un sot (2) ». En me servant de l'esprit des autres, dont le sien, il ne peut exister aucune équivoque et je puis espérer qu'on respectera le capital modeste de ma personnalité (v 3319-100) (3).

L'électricité n'a pas encore établi son siège dans l'esprit des masses (4), elle se présente avec un ensemble mystérieux que le public ne prend pas la peine d'observer et, le médecin aidant, elle est mise à l'un des derniers rangs des agents thérapeutiques (v. p. 41) quand elle devrait occuper le premier et éclipser tous les autres ainsi que cela ressort de toutes les observations qui suivent.

C'est donc avec une intention bien assise que j'acceptai de M. Danvers l'offre de certains essais d'assimilation permettant, par déductions, d'être plus à l'aise en présence de l'électricité, de son essence, de ses principes et de son application logique et universelle.

1. On pourrait le croire, en vérité, si l'on s'arrêtait à cette considération brutale que ce savant (on ne peut être appelé autrement après tant d'années d'École) avait relégué au grenier plusieurs appareils électriques, dont il n'avait éprouvé que des déboires !

2. Je crois l'avoir prouvé et continue de le prouver en luttant avec succès contre toute la « médecine mondiale » !

3. **Le 1er chiffre indique le n° de la lettre ; le 2e la page.**

4. Si le public voulait réfléchir un peu, il mettrait à l'index : ces académies, instituts, médecine nouvelle (rue de Lisbonne), médecine des simples, médecine rationnelle, ceintures françaises ou américaines, toutes entreprises sans aucune attache scientifique, sans respect de l'honnêteté commerciale et qui le poursuivent indéfiniment de leurs offres et de leurs rabais. De tels procédés portent cependant bien en eux leur cachet de basse extraction !

M. CH. CHARDIN, 19

Électricien, Inventeur et Constructeur 1871

Le Père de la Méthode E. C. V. (1904)

Lire l'observation 3319-100

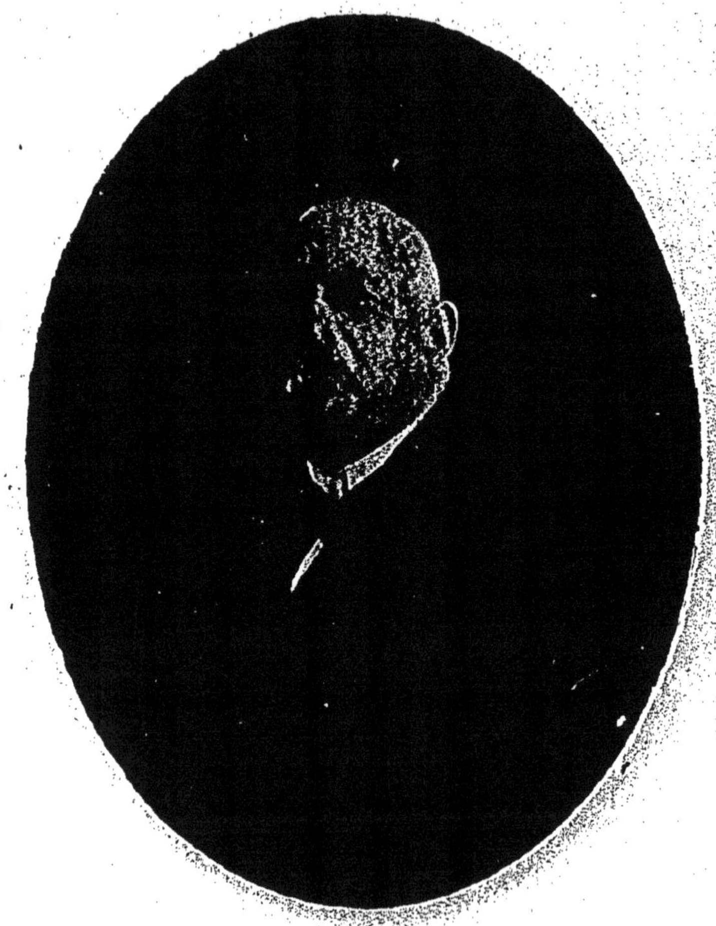

1916-2

La Médecine et la Chirurgie me doivent tous les modèles d'appareils classiques.
Des milliers de malades me doivent la santé.

L'Esprit des Autres

L'œuf de Christophe Colomb

Il existe dans la nature plusieurs éléments de vie essentiels, c'est-à-dire sans lesquels tout ce qui naît et se développe serait anéanti.

Parmi ces éléments indispensables à tous les êtres de la création, il en est un, la chaleur, dont la nécessité absolue saute aux yeux, parce que sa présence se manifeste à nous sous une forme plus visible plus palpable que celle d'autres éléments de vie non moins essentiels, cependant.

C'est pourquoi tant d'auteurs, en particulier, ceux de l'école de *Darwin*, de *Linné*, de *Lamark*, *etc*., ont basé toutes leurs théories sur le rôle unique de la chaleur dans le développement et la transformation des êtres vivants.

Un simple moment d'attention nous oblige à constater la présence dans la nature d'un autre élément de vie aussi indispensable que la chaleur, c'est *l'électricité*.

Sans l'électricité, aussi bien que sans la chaleur, rien de ce qui respire, rien de ce qui se meut, rien de ce qui manifeste la présence d'un être vivant quel qu'il soit, ne saurait exister !

Or, si la marche régulière de tout l'organisme d'un être quelconque exige tel degré de chaleur, de même cette marche normale et régulière nécessite tel degré d'électricité ou potentiel.

Serait-il possible de contester un seul instant l'importance capitale que joue l'électricité, lorsque les jours d'orage par exemple, le bruit terrible de la foudre, l'éblouissement de l'éclair, nous obligent à percevoir la puissance inouïe de l'électricité et par conséquent le rôle immense que cet agent de vie indispensable joue dans la nature ? Son rôle, dans notre organisme, se manifeste par les phénomènes vitaux qui en découlent : accablement, dépression auxquels succède instantanément l'état normal voire même son exagération comparative, quand le serein du Ciel a repris possession de son royaume.

Sous quelle forme convient-il de faire appel aux innombrables bienfaits de l'électricité pour rétablir le bon fonctionnement de l'organisme humain ? Telle est la question dont la solution réalise tout le problème de l'électricité médicale. Résoudre cette question par une méthode simple et pratique c'est, dans cette science très spéciale, résoudre le problème de l'œuf de *Christophe Colomb*.

Pour atteindre ce but, examinons donc de quelle façon il convient de faire appel à l'élément de vie : chaleur, nous en concluerons très facilement comment doit être utilisé l'élément de vie : électricité.

Lorsque notre corps n'a plus la température voulue pour assurer la circulation parfaite du sang, la sécrétion régularisée des diverses glandes, l'assimilation, le fonctionnement des muscles, etc., convient-il de se verser sur la peau une marmite d'eau bouillante ?

Ne suffit-il pas au contraire, pour rétablir l'équilibre, de faire appel à une très faible source de chaleur, quelquefois celle d'une simple chauffrette alimentée par quelques cendres ou une petite veilleuse ?

Que dirait-on de l'homme de science qui certifierait que, pour obtenir une belle couvée, il convient de placer des œufs dans un haut-fourneau de 6 à 8.000 degrés et que des superbes poussins sortiront du four instantanément !

Personne n'hésiterait à reconnaître qu'une place s'impose à cet homme exagéré parmi les pensionnaires de *Charenton*.

Voilà pourtant de quelle façon la plupart de ces pseudo-hommes de science prétendent faire usage de l'électricité dans l'économie.

Est-il cependant quelque chose de plus frappant et de plus admirable en même temps que le don de cet agent de vie : la chaleur, dans cet exemple si simple ? N'est-il pas véritablement féerique de transformer la matière inerte de l'œuf en un être vivant possédant une multitude d'organes plus merveilleux les uns que les autres ?

Et pour obtenir ce résultat si extraordinaire, il *suffit d'un très léger degré de chaleur* soit naturelle, soit artificielle, maintenue pendant une durée suffisante (1).

Du raisonnement qui précède découlent d'une façon évidente les conditions dans lesquelles il convient de faire appel à l'agent de vie : électricité.

Pour rétablir la marche d'un organisme malade, il serait tout aussi fou que dans l'exemple précité pour l'application de la chaleur, de placer le patient sur un paratonnerre ou sur un fauteuil d'électrocution (2).

De même que l'emploi régulier de la chaleur à un faible degré permet d'obtenir des résultats qui tiennent du prodige, l'électricité employée à une intensité minime (3), toujours faible par rapport au corps humain par conséquent, mais pendant une durée suffisante (4), donne des résultats tout aussi prodigieux.

Voilà tout le secret de la question, voilà, en ce qui concerne l'électricité médicale, la solution par la méthode *Chardin* E. C. V. du problème de l'*Œuf de Christophe Colomb*.

A. DANVERS, *publiciste*.

42, rue Rochechouart, Paris.

1. Nous sommes toujours en présence de l'axiome de *Chardin* approuvé par la Sorbonne : « *L'intensité ne peut remplacer le temps.* »

2. Il faut remarquer que nos fous électrothérapeuthes imaginent des machines de plus en plus puissantes, se rapprochant sensiblement de la foudre. Les insensés ! Cette absurdité n'est-elle pas une preuve évidente de leur nullité !

3. Intensité minime, toujours faible, toujours suffisante; expressions impropres (*voir* p. 18 les données exactes et les raisons déterminantes.

4. La durée peut être indéfinie comme celle de sa congénère physiologique.

LE PRINCIPE E. C. V.[1]

COMMENT JE FUS AMENÉ A LE CONNAITRE[2]

ET A LE CONDENSER

La Méthode E. C. V.[3] qui en découle

DISCUSSION DE SES ÉLÉMENTS

LE POURQUOI[4] DE CHAQUE CHOSE

Mon principe est le groupement idéal de phénomènes connus et indiscutables ;

La maladie est la consequence de la circulation sanguine anormale ;

L'électricité qui existe en nous agit sur la circulation pour rétablir son fonctionnement normal.

C'est tout !

L'électricité extérieure ne peut avoir la prétention de modifier quoi que ce soit dans la chose de la nature.

Qu'elles peuvent être, me suis-je demandé, son but, son rôle, sa destinée ?

Mon sentiment fut :

Qu'elle devait venir au secours de sa congénère économique.

1. *Electro-cinésique-vasculaire* ou action de l'électricité sur les muscles des vaisseaux dans leurs diverses combinaisons qui les rendent solidaires les uns des autres (*vaso vasorum*).

2. Qui a le défaut, dit judicieusement *Lafond-Grellety*, lequel connait l'esprit de chapelle où il a pris ses principes « d'avoir été faite d'un seul bloc par *Chardin* ». Dut-elle sauver le monde, les morticoles ne la dégageront jamais de ce vice originel, les morticoles sont les ennemis de l'humanité (v. p. 176 ; 2237-66), *Les Morticoles de Léon Daudet*.

3. Le docteur *Bissieu*, médecin parisien fort connu, homme d'érudition et de grande expérience, qui dirigea pendant quelques années l'application de ma méthode, me disait souvent : « En vérité, vous êtes extraordinaire ! Où puisez-vous donc toutes vos idées médicales ? Si vous étiez médecin, vous bouleverseriez la médecine. »

4. La médecine fuit toujours le « pourquoi de toute chose ! » d'où son enlisement.

Puis ;

1re question. — Comment peut-on considérer l'électricité économique ?

R. *Comme constante, continue et universelle, prise individuellement, puisqu'elle émane de mouvements anatomiques qu'elle a elle-même provoqués en principe et dont les effets se perpétuent jusqu'à la mort.*

2e question. — Comment doit-on considérer l'électricité de secours ?

R. *Comme devant agir sur toute l'économie dans laquelle* « chien de Berger (1) physiologique », *par ses propriétés de propagation instantanée et autoritaire, elle recherche et comble des lacunes, sonde les besoins qui constituent l'élément pathologique* (2).

Comme devant être illimitée dans sa production et dans son action ainsi que sa congénère économique qui commence et finit avec la vie.

Comme devant être soumise à un contrôle identique à celui de cette même congénère économique, sans cependant déterminer quel est ce contrôle que nous supposons exister et qui existe certainement dans la combinaison si complète, si parfaite des éléments vitaux.

Enfin, pour sceller ces préceptes, j'ai choisi pour directeur de l'E. C. V., le *nerf optique*, l'un des organes les plus sensibles de l'économie et j'ai établi des lois qui embrassent toute ma Doctrine électrothérapeutique.

Telles sont les réflexions d'où est sortie comme l'eau cristalline, d'une jaillissante fontaine, la vérité trop longtemps méconnue.

1. Son rôle est en somme des plus simples, des plus logiques, puisqu'elle doit s'arrêter tout naturellement aux points où sa congénère a vu diminuer ou disparaître son influence. N'est ce pas là le rôle d'un chien de même race que le chien de Berger ? (v. 2091-67).

2. N'a-t-elle pas seule la liberté de parcourir instantanément toute l'économie, par l'intermédiaire des liquides physiologiques essentiellement conducteurs, comme dans l'espace elle trouve l'éther qui lui sert de conducteur illimité.

Méthode Electro-cinésique vasculaire[1]

DE

CH. CHARDIN

Lois :

A. La cause de la maladie dans le corps humain est *une* :
Circulation sanguine.

B. Le remède immédiat est *un* :
L'électricité ;

C. L'électricité au point de vue physiologique est *une* :
Galvanique.

D. L'application de l'électricité est *une* :
État général.

E. La durée de l'application est *une* :
Illimitée.

F. Le régime de l'application est *un* :
Respect de la sensibilité du sujet.

1. Ce courant agit aussi sur le protoplasma (*Littré*). Cette action est des plus importantes, capitale même, mais ni *Littré*, ni personne autre n'en ont jamais compris la portée.

Méthode Electro-cinésique vasculaire

DE

CH. CHARDIN

Lois : leur confirmation

A. Le professeur *Charles Henry* a, dans un de ses ouvrages, traduit ma pensée sans la connaître. « La Pathogénie dépend de la perturbation de la circulation. » Il m'écrit à cette intention : « Je suis frappé de l'analogie profonde de plusieurs de nos points de vue. »

B. L'électricité admet la présence de la drogue, mais dans des proportions limitées et avec des raisons sérieuses concernant son rôle et sa présence, elle en facilite d'ailleurs l'harmonie avec les organes, et l'expulsion de ses parties nocives.

C. Voir page 16 la démonstration développée de ce principe.

D. L'électricité ne pouvant admettre rien d'anormal dans un état physiologique, il est donc urgent de l'abandonner à ses destinées, « tout intermédiaire fut-il médecin ne peut être que nuisible »... L'électricité est le « *Chien de Berger* » de l'économie (v. p. 58*).

E. Elle peut être en effet illimitée, ainsi que celle de sa congénère économique qui commence et finit avec la vie; toutes deux trouvant dans leurs excès possibles la sympathie réceptrice de l'ambiance.

F. Voir page 18 cette question exigeant un certain développement.

Les mêmes lois régissent le règne animal.

Voir la relation 1892-123 ; 2730-122 des plus intéressante dans l'espèce.

L'Électricité extérieure (de Secours) est une : galvanique.

En effet, l'électricité galvanique, celle qui rendit *Volta* immortel, et qui vient directement d'une source électrique, se manifeste :

Par l'étincelle, la lumière, la force, la secousse, le bruit, la mort... ;

Par son action sur l'aiguille aimantée ;

Par les phénomènes atmosphériques, la foudre, par exemple, résultant d'un courant galvanique amené à une puissance convenable (1).

Tous les phénomènes industriels ou extra-médicaux sont obtenus par des combinaisons diverses ou transformations du courant galvanique à l'aide de métaux : fils de cuivre bobinés, fer permettant de réaliser des électro-aimants ou aimants momentanés ; acier, des aimants permanents dont les effets sont identiques à ceux de l'aimant naturel.

Dans les appareils électro-médicaux d'induction (2) ou volta-faradiques et dans la plupart des machines industrielles, le courant recueilli n'est autre qu'un courant galvanique modifié dans ses effets mais non dans sa qualité. Tel, le sucre, qui sert à de multiples combinaisons, tout en conservant sa propriété essentielle.

1. *Gaston Planté*, l'inventeur de l'accumulateur, possédait une batterie de mille éléments, qui lui permettaient de réaliser tous les phénomènes célestes. Or, l'accumulateur, on le sait, n'est autre qu'une pile secondaire, donnant dans l'espèce, exactement mais amplifié par l'emmagasinage le courant de deux piles Bunsen qu'il a accepté pendant un certain nombre d'heures. (Il ne peut d'ailleurs être chargé que par une combinaison du courant galvanique.)

2. La combinaison doit être considérée comme un trouble souvent dangereux voir page 51*, apporté dans l'action universellement bienfaitrice du courant galvanique. *Duchenne* n'eut-il pas des accidents dans son application du courant d'induction ?

Donc l'électricité extérieure est une.

Donc, ce n'est pas la machine qui agit sur l'économie mais l'électricité (toujours la même) (1) qu'elle produit.

Donc, les autres prétentions sont illusoires et quand nous voyons des maîtres comme *D'Arsonval*, commettre l'immense faute de toujours chercher (et de trouver hélas!) des combinaisons nouvelles de machines, nous devenons rêveurs en songeant à la cause et au but d'une telle aberration.

Et c'est ainsi, les considérations de *l'œuf de Christophe Colomb* aidant, que l'on peut expliquer ma prétention de présenter ma petite trousse B 121 comme le cabinet type le plus complet du médecin électricien (2).

Ce n'est pas une vaine prétention d'ailleurs, puisque j'ai porté et je maintiens le défi rappelé page (6*) à la médecine officielle (3).

L'abandon du malade est de règle fréquente en médecine, on le verra dans la suite. Le principe de *Chardin* n'admet pas d'incurables et n'abandonne jamais ses sujets. On peut contrôler ces observations dans la lecture attentive des pages suivantes qui montrent les plus glorieuses interventions.

Pourquoi l'Ecole officielle fait-elle la sourde oreille?

1. S'il m'arrive de conseiller quelquefois le courant d'induction c'est qu'il présente sous un petit volume, une action mécanique qui peut être intéressante, comme perturbateur des spasmes pathogéniques de l'économie.

2. Il m'arrive de conseiller au médecin, d'adjoindre à mon usine... de poche des machines plus démonstratives, c'est le côté commercial de la médecine officielle.

3. Je n'admets pas comme malades vrais, intéressants, ceux qui peuvent se rendre dans le cabinet du médecin.

Respect de la sensibilité du sujet.

Soit par taquinerie, soit par mauvaise foi, soit par insuffisance intellectuelle, soit par esprit de contradiction, les médecins sont toujours portés à enlever à mon Principe une de ses lois fondamentales et à entraîner le *Public* par fausse conception.

Ils appliquent, disent-ils, des courants faibles, des petits courants; ils font de l'homœopathie électrique, etc... toutes choses absurdes!

*De ce que *Vincent*, le torpilleur, emploie 30, 50 piles, il peut paraître qu'en en employant 6 ou 10, on fait un courant de faible puissance, un courant homœopathique. Il n'en est rien, puisque mes appareils permettent de prendre un courant de moins d'une pile (1).

Pour obtenir facilement et pratiquement l'expression de la sensibilité du sujet, il faut lire attentivement et comprendre ce qui suit :

Sensations diverses révélant l'excès du courant

Un phosphène ou petite lueur interne instantanée de l'œil;
Une excitation de l'épiderme à un moment quelconque;
Une légère sensation de brûlure (2);
Une légère titillation de la peau;
Une érosion de l'épiderme, après une longue application;

1. Le cheval qui présente une masse de 7 à 800 kilos, accepte difficilement un courant de 3 piles soit 5 volts. Or, *Alfort* lui applique 30 et 60 volts. Et ce qui est plus fou encore, c'est après avoir constaté que l'électricité ainsi maladroitement employée, ne donne aucun résultat satisfaisant, de n'avoir pas l'idée de rechercher la raison de cet insuccès (v. 2165-86 ; 2730-122 ; 1892-123, voir le jugement d'un aide-major, p. 3248-77 qui trouve là, son application).

2. Les malades de l'*Hôtel-Dieu*, de la *Salpêtrière* portent leur passeport imprimé sur le ventre sous forme de plaies suppurantes, consécutives aux escharres dues à l'excès du courant appliqué hors raison, par les hallucinés, suppôts des bandits de l'inquisition, qui dirigent les services de l'électrothérapie. Il faut que le malade *gueule*, déclarait l'un d'eux de *Reims*, ancien major d'ailleurs, précurseur du *torpilleur Vincent* !

Un léger trouble du cerveau de peu de durée;
Une légère migraine;
Un goût métallique;

Avec mon appareil le courant peut être diminué à volonté par une manœuvre très simple. Et son minimum qui correspond à une résistance de 1000 ohms pour 1 pile, peut être modifié graduellement par des résistances allant jusqu'à 100.000 ohms et plus, ce qui permet de mettre le courant de secours en harmonie absolue avec les besoins physiologiques... et cela, sans dépense sensible.

Que vient donc faire ici la naïve et submersible homœopathie ?

APPLICATION DU COURANT

Toutes les applications peuvent être faites de jour et de nuit celle de nuit est de beaucoup préférable.

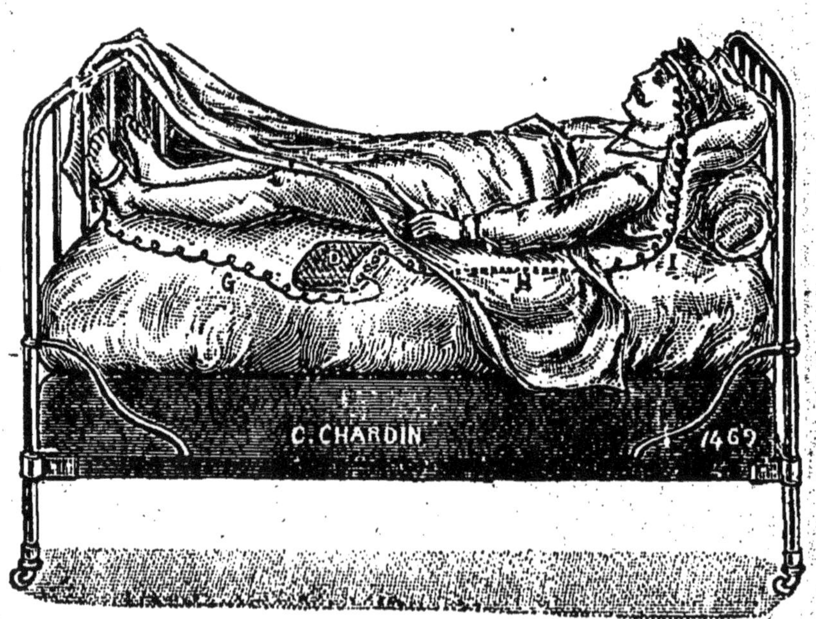

Fig. 1469-3

Légende : D, pile B 121 ; E, électrode tenue par une ceinture en caoutchouc ; F, la même ; G H, rhéophores.

L'état général doit être le plus souvent intéressé par l'action de l'électricité. (V. 14160-72; 3235-95).

D'après mon principe, le courant parcourt toute l'économie avec une destination inéluctable. En appliquant un pôle au front et l'autre au pied, tout l'organisme, les points malades entre autres, sont donc intéressés.

J'ai, en effet, expliqué par ailleurs que nos organes baignaient dans un liquide organique essentiellement conducteur, lequel pouvait être comparé à l'eau d'une baignoire dont l'enveloppe étanche serait constituée par des éléments conducteurs du courant, dans l'espèce : le *derme, l'épiderme.* Si nous envoyons un courant par les deux extrémités de la baignoire (front et pied), au moyen d'une électrode humide, le courant qui tend toujours à se reconstituer, influencera donc toutes les parties de l'économie, affectant une sympathie particulière pour celles que son congénère naturel aura partiellement ou totalement abandonnées. Ces phénomènes constituent *l'équilibre physiologique* vers lequel tendent toutes les actions physiques.

Nouvelle Combinaison imaginée par M. Chardin.

Avec la nouvelle combinaison présentée par la *figure* 4, l'économie générale est intéressée et la partie malade en même temps; c'est une concession au sujet qui comprend difficilement qu'ayant mal au genou, on lui électrise la tête.

Le courant se constitue au point malade et l'organisme est entièrement intéressé puisque le courant part de A. à B. et de A. à C., d'après ce qui précède. Ainsi pourrait-il être fait pour le cœur, l'estomac ou tout autre viscère.

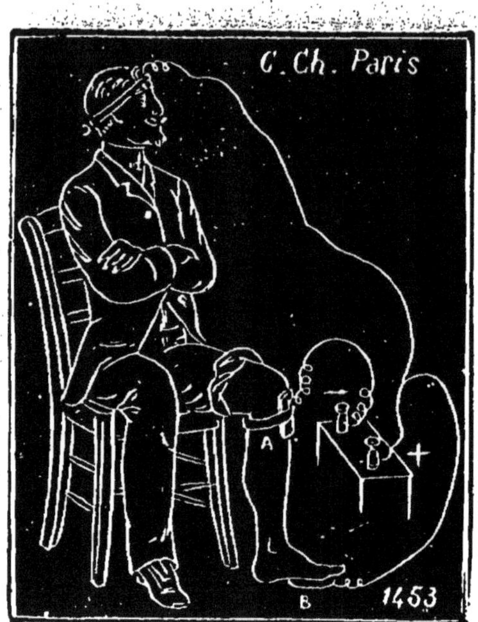

Fig. 1453-4.

Les électrodes peuvent être constituées par trois plaques de dimensions variables pour la commodité du sujet (*voir p.* 24.

La figure suppose une affection du genou.

Divers points d'application les plus recommandés comme importance, comme commodité ou comme sécurité

Il faut toujours deux électrodes (plaques) en même temps

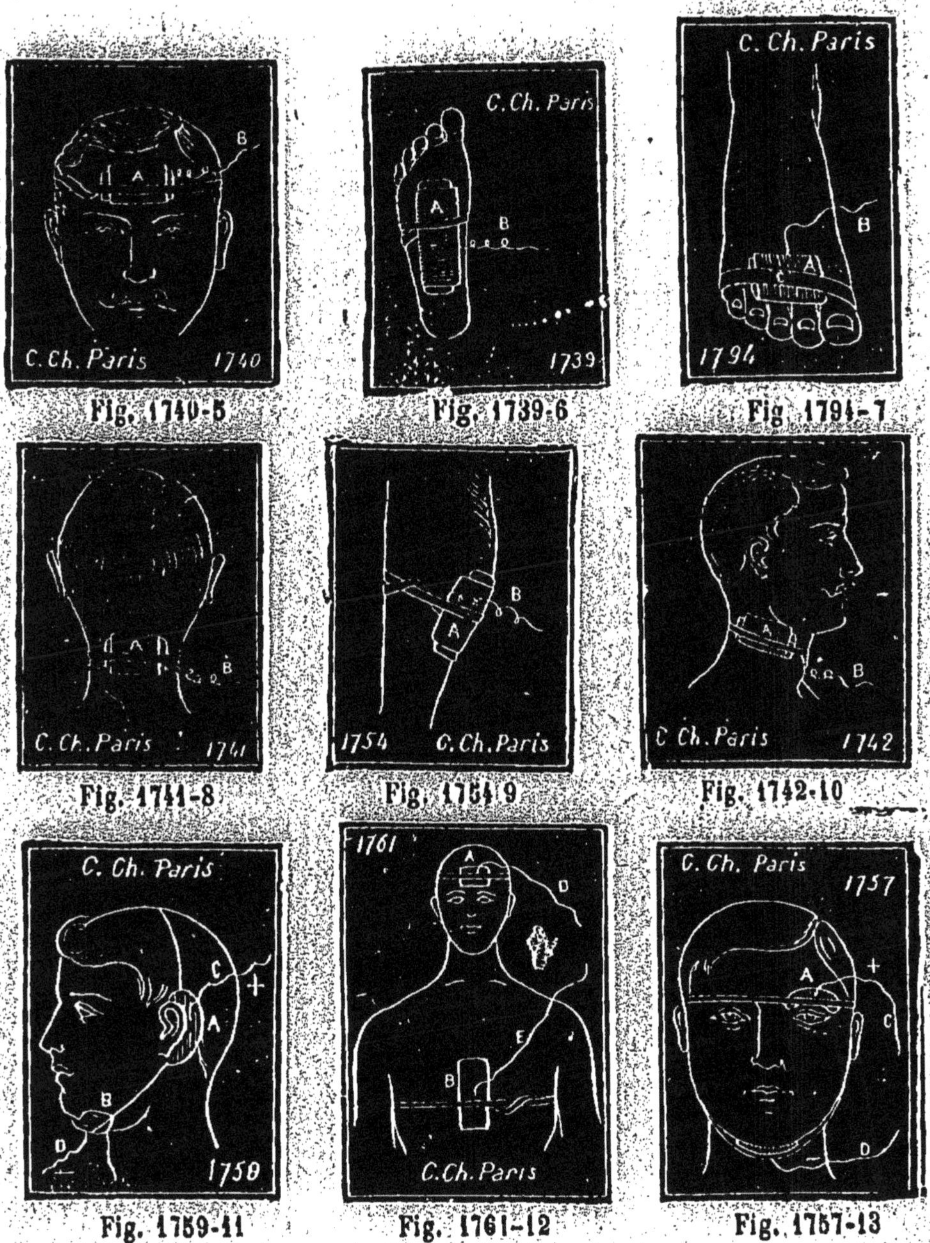

Fig. 1740-5 Fig. 1739-6 Fig. 1794-7

Fig. 1741-8 Fig. 1754-9 Fig. 1742-10

Fig. 1759-11 Fig. 1761-12 Fig. 1757-13

sur le corps : La batterie ne doit jamais recevoir qu'un piton des deux rhéophores en même temps.

La fig. 12 représente le traitement local des affections de poitrine et des voies respiratoires.

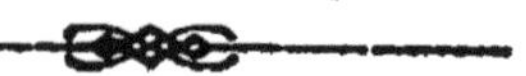

APPAREIL RÉSUMANT TOUTE LA MÉDECINE ÉLECTRIQUE

CONFORMÉMENT AUX APPLICATIONS

DE MON PRINCIPE E. C. V.

Appareil

Depuis 18 ans, j'étudie quotidiennement le principe et ses filiales sur moi-même. Ma méthode n'a jamais varié.

B

Appareil au repos.

A

Appareil en action.

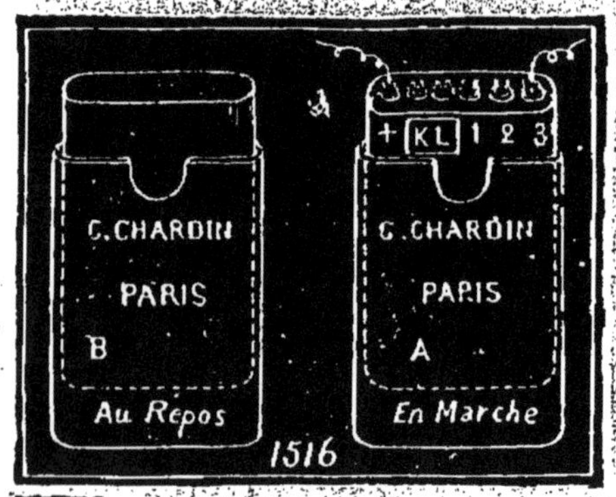

Dimensions : 0,03 1/2 × 0,11 1/2 × 0,15

Poids : 850 grammes

Fig. 1516-14

Cette petite trousse de poche, avec 6 piles, est le seul appareil utilisé dans tous les cas. Plus de 20.000 malades référencés lui doivent la santé et souvent la vie.

Caractéristique de cet appareil

Fonctionnement : 2 ans en moyenne dans un service de 20 heures par jour.

Piles *sans aucun entretien.*

Piles *complètement sèches*, pouvant prendre toutes les positions.

Après 2 ans remplacement des piles ; dépense minime.

C'est un bijou disent quelques malades : C'est mon meilleur médecin, déclarent-ils d'une façon unanime.

Transport de l'Appareil

Il voyage par la Poste.

Expédition de l'appareil. Il est composé de : la Batterie de 6 piles, 2 Rhéophores ou fils conducteurs, 2 Electrodes ou plaques, 2 rubans de caoutchouc de deux longueurs différentes pour fixer les électrodes sur l'épiderme.

Accessoires

Tous ces accessoires sans exception, sont de qualité supérieure et ne trouvent pas leur équivalent dans le commerce. C'est la conséquence de l'expérience quotidienne de l'Auteur qui, depuis 18 ans, n'a jamais failli à l'application nocturne du courant.

Telles sont les plaques, ou électrodes qui suivent :

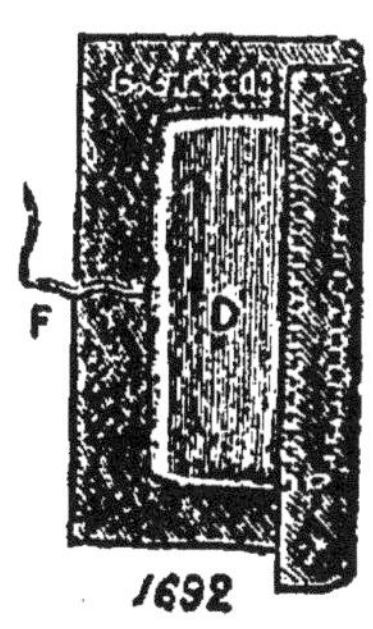

Fig. 1692-15. — Partie de la plaque s'appuyant sur l'épiderme.

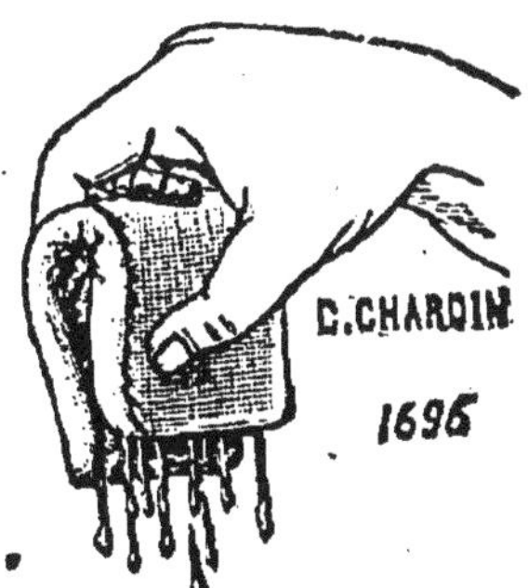

Fig. 1696-16. — Enlever en pressant à peine, l'excès du liquide.

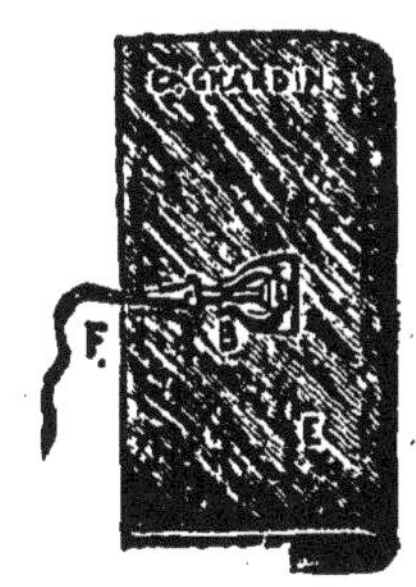

Fig. 1691-17. — Plaque mise en place : le caoutchouc E sert de protecteur.

Les cordons dénommés fils, rhéophores etc., sont de composition toute spéciale. En cas d'accident, se défier de tout ce qui paraît pouvoir les remplacer, et cela, afin de ne pas accuser la pile injustement.

Observations

La question de prix de l'appareil ne doit pas être une raison de garder le silence. On doit toujours écrire en indiquant sa maladie et en exposant les raisons économiques. M. *Chardin*, plus philanthrope (1) que commerçant, a pu trouver dans certains cas, des combinaisons contentant tout le monde, et lui-même, ennemi de toute concession économique de construction, qui pourrait compromettre les résultats de son principe.

Le Corps humain. — L'Economie humaine
Ses besoins réels

La Nature, ai-je dit par ailleurs, à propos de l'ignorance des spécialistes électriciens libres ou agrégés, avait prévu sans doute cette ère de bluff et d'ignorance, de rapacité et de syndicats que nous vivons depuis quelques années et donnait, à l'économie humaine, une élasticité presque illimitée permettant de supporter les pires abus.

Si nous envisageons la médecine vulgaire, son fouillis de drogues et de formules (v. p. 40), les réclames des journaux, les efforts des syndicats de pharmacie, nous comprenons le soupir du malade qui vient à nous, avec cette phrase stéréotypée : « *J'ai pris tant de drogues que je ne veux plus en entendre parler. Je n'en peux plus!* »

En nous renfermant strictement dans la question électricité, nous voyons d'une part : une Ecole montrant par les faits, sans qu'il soit jamais question de principe,

1. La preuve en est dans sa présence prolongée dans les affaires après une vie d'une activité souvent remarquée.

les résultats du courant à haute dose; d'autre part, une méthode, démontrant par contre, et de plus, par une théorie inattaquable, la nécessité de courants infimes et les résultats universels qu'ils produisent.

* Il est vrai qu'*Apostoli* et *Danion* (*tous deux de la sabredache*) (1), combattirent longtemps avec les cadavres dus à leurs mérites et à leur méthode « des grandes intensités », mais en somme, ils n'ont pas donné le chiffre des malades traités. Ce funèbre résultat était, d'ailleurs, de mince importance... (pour un médecin!)

Il est encore vrai que le cabinet du médecin est fermé au contrôle de la raison et de la pitié, et doit déceler (même depuis *Daudet*) (2) des monstruosités.

Mais toujours en présence du nombre des malades le chiffre des victimes est négligeable (médicalement parlant).

Voilà donc la raison pour laquelle le malade, en quête de soins, trouve du pour et du contre dans la réputation d'un médecin : l'homme a la vie dure! (employant une expression vulgaire), et peut supporter les plus grands abus. Sauf, cependant, à les payer de sa santé, souvent; de sa vie, quelquefois!

Le malade est de plus en plus victime du médecin, dont les besoins matériels voilent le peu de pitié, de philanthropie, que ses études, déjà particulièrement brutales et égoïstes, ont singulièrement varlopées.

En résumé, le malade ne doit jamais s'en rapporter aux résultats vantés; il doit, avant tout, connaître et comprendre la méthode employée et la façon de respecter les lois immuables du bon sens.

Dans l'espèce, il doit répudier l'homme qui lui vante la radiothérapie 2270-73, la haute fréquence, l'électricité statique, les grandes intensités, les courants faradiques, la mécanothérapie, toutes choses jugées dans cet ouvrage et

1. 3248-77 l'opinion d'un major.
2. Il faut connaître les Morticoles de *Léon Daudet* (V. p. 176).

qui sont un véritable danger, la négation de tout principe physiologique; il doit chercher dans une autre voie.

Il doit fuir ces cabinets gratte-ciel dont chaque étage renferme des appareils gigantesques, sinon toujours comme volume, mais comme intensité de courant.

Il doit concevoir en toutes choses la nécessité de faibles courants, de machines productrices infimes. Tout le reste est du chantage, (v. 2270-73) de l'exploitation malhonnête, à moins que ce ne soit le fait de l'ignorance, caractéristique de l'Ecole et de son mépris pour l'humanité.

La Méthode E. C. V. et sa situation dans les mondes qu'elle peut intéresser

Par les services qu'elle rend à l'humanité, on pourrait croire que son principe est universellement compris. Il n'en est pas ainsi !

Le médecin même après plusieurs succès bien démonstratifs, revient volontiers vers moi, quand il se voit en présence d'un cas nouveau. Il a compris sans comprendre, dirait un de mes compatriotes normand... Il a compris, mais il possède toujours, de par son éducation médicale, un voile qui atténue la lumineuse expansion de mon principe.

Les *apôtres* de mon Principe, non parcheminés, bien entendu, mais grands bienfaiteurs de tous les malheureux abandonnés par les médecins : hommes d'affaires, négociants, employés de chemin de fer, dessinateurs, ingénieurs, etc., se soumettent assez généralement à mes conseils. Cependant, quelques-uns, subjugués par la simplicité de la méthode, sûrs d'eux-mêmes, n'hésitant ni dans leur diagnostic ni dans le pronostic, marchent tête haute vers l'avenir éblouissant d'une panacée merveilleuse.

C'est que leur intellect est indépendant de l'Ecole et de ses tristes attributs. (V. 2785-57).

Quant au *Public*, il faut des affections graves ou qui lui paraissent être ainsi pour mettre momentanément son bon sens en échec. Sur plus de 20.000 sujets qui suivent ou ont suivi ma méthode, cent peut être ont eu besoin de mon concours ultérieur.

Peut être les savants qui me comblent de leur bienveillance ou de leurs critiques, trouveront-ils que je parle beaucoup de moi ? Je ne le fais pas pour moi-même ; je suis simple et modeste, n'ayant jamais quémandé un honneur, un compliment ou une attestation, mais je possède un capital vital, dont j'apprécie chaque jour les intérêts philanthropiques et, de plus, je ne suis pas sans observer, en m'appuyant sur les agissements même du Docteur *L. G...*, que les mieux intentionnés de cette Société médicale, oublient facilement l'origine de leurs mérites !

La Femme et l'électricité E. C. V.

A côté de la médecine officielle, ennemie-née de tout ce qui peut facilement et économiquement guérir, nous trouvons la femme qui se fait bien involontairement complice de l'ignorance ou du médecin d'Ecole.

La femme n'accepte volontiers que les conseils de son « *Doccteur* ». Il est si charmant ce *Doccteur !* si capable ! il a guéri bébé d'une colique (il en a laissé mourir quantité d'autres ; mais bébé était si malade) ! Son cher Docteur cause médecine avec elle, se plie à ses caprices, lui donne raison, la trouve admirablement douée ! Il lui promet la lune et ses satellites. Ah ce bon *Doccteur !* Elle ne s'inquiète pas s'il est ou non syndiqué (1). Son faciès ne lui indique rien ! et puis il ordonne des cachets, toutes choses qui s'ingurgitent facilement ! Quant à l'estomac et à l'intestin... elle ne voit pas si loin !

Dans la famille, elle impose les mêmes idées ; elle

1. Ils sont pourtant 23.000 sur 25.000, dit-on. (V. p. 171).

accepte toute les interventions barbares et dangereuses des spécialistes (1) recommandées par son bon *Docteur* ! (v. p. 152*).

Elle ne voit même pas la dichotomie : cette épée de Damoclès qui concentre toutes les infamies ! Elle ne soupçonne pas le compromis existant entre son médecin et les syndicats de pharmacie, qui l'incite à multiplier les ordonnances (2).

Prendra-t-elle la peine de lire les observations qui suivent ?

Quand comprendra-t-elle que mon appareil est vraiment « le médecin chez soi », médecin extraordinaire que l'on peut toujours faire intervenir et qui jamais ne se trompe ! (V. 3362-151).

D'ailleurs, par penchant instinctif, la femme préfère toujours à un remède simple, modeste, immédiat et sûr, les grandes démonstrations de son *Doccteur* témoin admirateur de ses craintes et angoisses souvent exagérées.

Le branle-bas de la maison : les bains, les voyages chez l'apothicaire, la préparation du médicament, les scènes tragico-comiques avec la victime pour l'acceptation de la drogue,

La venue du savant, toujours dramatisée, qui exaspère ses impatiences surtout quand la science se véhicule en auto.

La prestence du *Doccteur*, son avis, magistralement scandé par ses cordes vocales exercées ; son faciès où la méditation dissimule mal, mais suffisamment pour son aveugle complice, son indifférence classique.

1. Ils sont rares les médecins tels que le Docteur L..., disant à sa cliente aphone depuis des mois : « J'ai tout épuisé ; je ne veux pour rien au monde vous mettre entre les mains des spécialistes, je les connais trop ! Voyez *Chardin*, puisqu'on vous le recommande ». Et Madame V.. chantait huit jours après.

2. Oh, me disait une bonne mère de famille : « *j'ai la chance d'avoir un médecin qui ne drogue pas* ». Sur la table de nuit : six flacons, dans un petit placard : quelque trentaine... l'habitude !... D'ailleurs ne lui semblerait-il pas que bébé va mourir s'il n'avait pas quelque drogue à avaler !

Et puis... l'émission de l'ordonnance, le papier qu'on ne trouve pas, la plume qui n'a qu'un demi-bec, celle de la cuisinière aussi bourbeuse qu'un instrument d'exploration du maître (1), l'emballement de la plume sous l'avalanche des formules, les recommandations concernant la quantité et l'heure propice à l'action glorieuse... et surtout l'écriture, que tout médecin qui se respecte doit s'appliquer à rendre illisible, prenant ainsi plaisir à risquer la vie du malade...; la perspective d'une nouvelle promenade chez le pharmacien; le départ définitif du *savant* : majestueux, sévère, abîmé dans l'intérêt qu'il porte au sujet, à la famille !... Autant de motifs pour exalter son rôle éphémère.

C'est une comédie hilarante qui, longtemps encore, hypnotisera la femme, ses tendances naturelles y trouvant satisfaction. Quand le Docteur accostera la maison en aéroplane, la défense instinctive de la femme aura vécu !

Concluons : La femme, suivant facilement l'impulsion néfaste donnée par le médecin, s'accorde volontiers la direction de la santé de sa famille, sans en concevoir les dangers. Sans cette faiblesse, elle serait parfaite. Hélas ! la perfection n'existe pas !

La Médecine officielle tortionnaire sinon ennemie de la santé publique

Si l'on s'arrêtait un instant, l'esprit ouvert, l'œil scrutateur, dans cette marche accidentée et ardente de la vie vers l'idéal : la santé, on serait surpris de voir combien tous ceux qui ont la prétention de nous guider sont à côté de leur rôle.

L'exercice de la médecine est, de tous les métiers, celui qui demande l'abstraction la plus absolue, puis-

1. Ces chefs désignés de l'hygiène montrent dans leur pratique l'antipode de ce qu'ils prescrivent.

MALADE DÉSESPÉRÉE

suivant les Médecins et abandonnée Incurable

(PÉRITONITE CONSÉCUTIVE A UNE ENTÉRITE)

Lire l'observation 3256-109

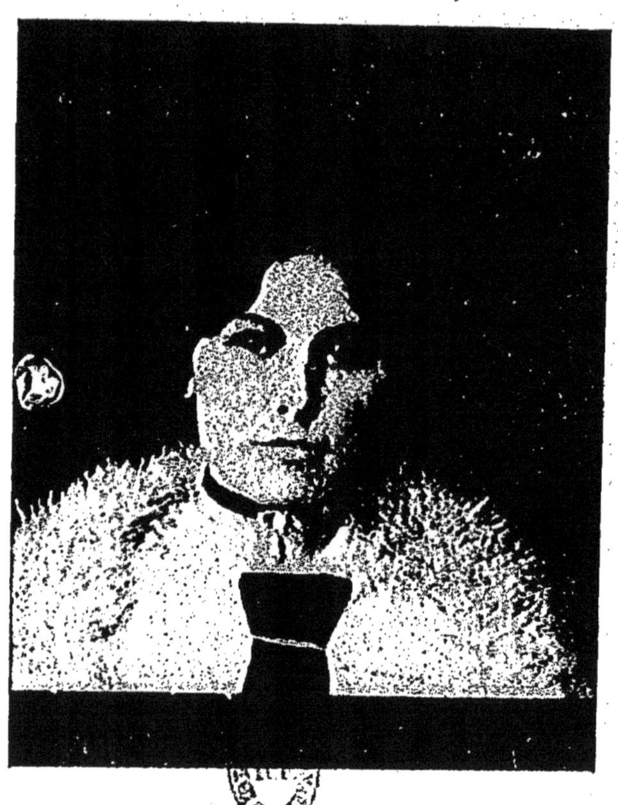

F 6. 1914-18

Guérie grâce à M. Richard, de Cercoux

PROPAGATEUR DE LA MÉTHODE E. C. V.

qu'elle est complexe et indécise à ce point de présenter cent remèdes pour une seule affection, la fièvre, par exemple (v. p. 40) ; or un ingénieur, un négociant bien plus indépendant d'esprit et d'occupations, ajoute difficilement à son métier, celui de député. Le médecin, lui, n'hésite pas (1), sa conscience émoussée par la pratique, ne lui faisant pas un crime de faire aussi mal l'un que l'autre..., mais il y a le malade qui paie !... Un honnête homme devrait être arrêté par cette question du salaire immérité !

Mais continuons, en prenant comme exemple les idées des Docteurs qui composent mon opuscule.

De la lettre n° 1916 — 166, il ressort que pendant un an, le Docteur en question a fait supporter à son estomac des misères et des contraintes sans compter, pour en obtenir le fonctionnement régulier. Par ailleurs, le Docteur *Faucher* imagine une intéressante, (sinon amusante pour tous les acteurs) expérience de physique, dans le but avoué, c'est typique, de laver l'estomac comme l'on ferait d'un vieux linge souillé par l'usage et il m'a été donné souvent d'en constater les funestes résultats.

Tout cela pourquoi ?

Mais simplement parce que tous ces pauvres d'esprit, ne considèrent que la surface même des organes et non la masse sous-jacente de ces surfaces... quand ils trouvent le temps de considérer quelque chose (2) !

La surface d'une muqueuse ou l'épiderme sont l'expression intime des masses sous-jacentes ; elle ne peut rien par elle-même.

Si l'estomac est malade, c'est que l'irrigation intime de l'organe est incomplète. La preuve ?

Elle est fournie par l'exemple du Docteur *Lafontaine*

1. Je vis à Tulle un médecin estimé du Public, conseiller général, donner, tout en causant avec moi, plus de 30 consultations et faire quelque vingt ordonnances en 30 minutes ! Il était attendu au Conseil !

2. Et l'on est surpris de voir les médecins abêtis ou fous !... ils ne peuvent être autrement que s'ils sont simplement ignares !

(p. 58*), qui guérit son estomac en quelques jours, par l'application du courant E. C. V. Combien de fois ai-je répondu aux femmes qui m'interviewent pour leur beauté, leur visage, et qui ne voient que couleurs et tampons pour bouleverser leur peau : soignez votre santé, et vous n'aurez pas besoin de vous tamponner l'épiderme.

Le curettage des organes sexuels (utérus), grave par ses conséquences et que l'on peut si facilement remplacer par la méthode E. C. V., prit l'allure d'un scandale. Ce *Malasvon*, le héros des ovaires (1), l'anti-patriote (2), celui qui écoutait ses louanges en des poésies dont *Daudet* exprime ce premier vers :

Toi pour qui notre sexe est sans secret, grand homme...

. . . .

et qui promettait de présider le dîner des « *inféçondes* » ses victimes payantes, avait sans doute donné le branle à ces indiscrétions (3).

Les exemples pullulent de l'action néfaste des médecins et chirurgiens sur la santé publique.

La médecine, aidée par le *Public*, est ainsi lancée dans la voie tortionnaire de l'humanité.

Au malade raisonnable de se soustraire aux extravagants qui poussent leur indifférence jusqu'à la criminalité (V. 3307-74).

Pouvons-nous attendre de l'avenir des modifications sérieuses au caractère du médecin ! Je ne le crois pas !

1. N'est-il pas regrettable de rencontrer dans nos assemblées politiques nationales un grand nombre de gens de la même école ?

2. La médecine parait être le seul métier dans lequel il n'existe pas un « Conseil de discipline ». N'est-il pas vrai qu'il est honteux de voir un homme qualifié de cette façon, trôner dans les réunions scientifiques de savants qui ont la prétention d'être honnêtes !

3. Les discours prononcés au pied de la statue du plus illustre des morticoles furent scandaleux ! Toutes les vertus lui étaient appliquées, même le désintéressement et la philanthropie dont il fut l'antipode. Ah ! nos médecins ne sont pas difficiles, alors que nous vîmes à propos du *Panama*, des *Eiffel*, des *Baratoux* honnis, mis à l'index, pour n'avoir en somme que trafiqué sur l'élasticité d'une entreprise malhonnête !

Il faudrait briser l'immense taupinière qu'est l'Ecole comme le génie français le fait des souterrains des boches, et les moyens nous manquent... pour longtemps encore ! (Voir le dernier jugement, page 35.)

Et d'ailleurs, que pouvons-nous attendre de ces praticiens victimes de l'Ecole et qui s'abrutissent chaque jour à faire les pantins avec leurs bruyants et dangereux appareils ? Car peut-on imaginer quelque chose de plus abjecte que ces applications grotesques qui forcent le médecin à une comédie sans fin ! On me répondra qu'il se fait aider. Mais pardon ! Comment peut-on venir en aide au génie ? N'a-t-il pas, ce spécialiste, la prétention d'être le génie de l'électricité ?

L'un d'eux en est même le « soleil », dit-il. S'il confie sa baguette Divine à qui que ce soit, il est parjure à sa destinée, parjure aux promesses sous-entendues qu'il a faites à son malade ; c'est un individu méprisable. Le spécialiste qui n'opère pas lui-même porte sa condamnation et recevra son châtiment.

Mon Dictionnaire de médecine montre, par une expérience qui pouvait être mortelle, entre des mains autres que les miennes, le danger qu'il y a pour le malade à être abandonné à des instruments automatiques ou à l'incapacité, à l'indifférence abominable des aides : médecins et serviteurs.

L'un des cabinets Parisiens le plus tapageur vit ses médecins condamnés à une grosse amende pour accidents graves chez des malades trop confiants ; il est vrai que dans l'espèce le Directeur, (un étranger bien entendu) qui n'a d'autre talent que d'être un rastaquouère émérite, était incapable d'intervenir utilement.

Conclusion : Le malade doit exiger la présence de l'homme avec lequel il a fait son contrat verbal ou écrit !

Comment s'explique ma situation Scientifique

Le *Public* comprendra j'espère, maintenant comment, sans être médecin, je me trouve à la tête de la médecine la plus intéressante, de la médecine de l'avenir, en un mot !

Il comprendra pourquoi le médecin consciencieux (voir pages 49 à 77) vient près de moi puiser renseignements et encouragements.

Il pourra conclure : que si le médecin de l'autre clan continue ses menées calomnieuses et malhonnêtes, c'est qu'il comprend, malgré son envoûtement, son ignorance, sa fatuité, qu'il serait confondu s'il m'attaquait en face attendu que je lui donnerais les éléments de contrôle les plus étendus.

Telles sont les vérités sur lesquelles un esprit rebelle doit s'arrêter.

Celui, vierge de tout contact de *l'École*, envisagera d'un seul coup : précepte et conséquences et n'y trouvera aucune objection.

C'est ainsi que :

Le *Public* me comprend facilement.

Le *médecin* ne me comprend que difficilement ou jamais (1).

Le Public :

Peut-être, disais-je un jour à M... *Richard*, quincaillier à *Cercoux*, l'un de mes apôtres les plus intéressants, un maître (non parcheminé qui fait le miracle), peut-être auriez-vous besoin de mon expérience ? Ne vous gênez pas... à votre service ! Et j'eus la satisfaction de lire :

1. Le Docteur *Lafond-Grellety*, qui a pratiqué ma méthode avec un succès constant et par conséquent avec réflexion, commet dans ses écrits, des erreurs de langage qui prouvent qu'il n'en a pas compris les finesses scientifiques !

« Nullement je vous ai compris... je suis sûr de moi !... » Et, il le prouve !

Le *Médecin* :

« Une fois votre principe compris (1) et admis,(2) tout le reste se lit, se comprend et se retient avec la plus grande facilité du monde. (*Docteur L... G...*).

Et un autre médecin, cent autres, devrais-je dire : « *Chardin* est un fou, que peut-il obtenir avec sa petite trousse ? C'est de la suggestion. C'est un fumiste ! etc., etc. »

Nous pouvons encore considérer tout un monde de malades flottant, indécis, prêtant l'oreille aux propos intéressés du médecin, aux stupides raisonnements de tous ceux qui ne perdent jamais l'occasion de montrer leur aberration ou leur nuisibilité.

Pour les malheureux qui paient de leur santé, souvent de leur vie, l'insuffisance de leur éducation ou de leur énergie, j'écris les pages qui suivent, qui leur permettront, j'espère, de se faire une opinion par les choses vécues.

Dernier Jugement.

Toute œuvre humaine jetée sur le chaos doit fatalement s'écrouler !

Il semblait qu'une évolution en médecine, nous pourrions dire une révolution de la médecine, attende depuis longtemps une impulsion énergique vers un principe, et pour cela il paraissait nécessaire que les éléments vétustes composant l'école de médecine fussent mis à nu.

1. Le professeur *Charles Henry*, de la *Sorbonne*, le voit s'imposant à la médecine de l'avenir.

2. Ce qui implique bien, pour cet esprit saturé, anémié du médecin, une certaine difficulté d'assimilation, et, je m'appuie sur le seul médecin sur 25.000, qui, sans doute, avec l'intention de me confondre, a pris la peine de faire une étude spéciale de mon principe.

Le corps médical vu par l'un de ses membres (1) le Dr *Lafond-Grellety*, passait volontiers pour un monde clos, tout de science et d'honnêteté, à l'abri de la critique et on le voit page 168, trouvant extraordinaire que moi... chétif... électricien, je puisse me permettre de juger de tels maîtres !

Or les pires défauts, les vices les plus répréhensibles se condensaient dans cette « chapelle » fermée au public, avec un soin jaloux.

Le *Public* vivait dans cet esprit, que le médecin était un être supérieur auquel il accordait sans compter : science, considération, respect... ; et, il a fallu que les erreurs et les scélératesses dépassent le niveau admis des choses humaines, pour que ma voix, cependant bien agressive, puisse, comme la trompette de *Jéricho*, ébranler cette masse compacte et permettre à l'esprit public, quelques incursions dans cette abside diabolique.

Mes Précis :

Ce mode d'exposé de l'électricité médicale, garanti par un pli cacheté à l'Académie en 1888, imprimé en 1892, fut le premier (2) dans le genre, imité depuis par nos officiels, jusqu'à faire pléthore.

J'osai dire leur fait aux sectaires de la médecine officielle qui répondirent à mon attaque non ouvertement, mais hypocritement (le médecin est un Bazile inné). Mais l'esprit public était atteint et la défense passant la mesure fit le reste.

D'ailleurs, si je renversais un édifice ne reposant sur aucune base, je mettais en place un principe complet et vécu ; je miraculais les malades abandonnés de la pseudo-

1. Ils ont tous la même vue, les même idées. « Qu'on en consulte un ou dix, disait l'un d'eux, c'est toujours la même ordonnance ! »

2. En collaboration avec le Dr *Foveau*, qui devint bientôt le personnage dont parle son collègue *L. G...*, page 55*, et du concours duquel je me dispensai par la suite.

[illegible]ence.. à ce point qu'un certain docteur *Thiévin* disait [illegible] une malade enthousiaste par reconnaissance :

« C'est cela ! *Chardin* guérira bientôt les malades par une simple imposition des mains. »

Or le docteur *Vérut*, v. 17064-60, m'avait déjà donné, plaisamment s'entend, mais non sans raison : « le don de communiquer aux autres, comme *Jésus de Nazareth*, ma Puissance de guérison »... et les docteurs *Lafond-Grellety*, les *Riory*, les *Thiriet*, les *Sauvat*, les *Boymier*, les *Lafontaine*, etc., complètement ignorants de l'électricité, que dis-je, l'ayant pour la plupart pratiquée si malheureusement qu'ils en avaient été dégoûtés, sans compter les *Chaize*, les *Sabattier*, les *Richard*, les *Wuillemet*, les *Labaye*, les *Thévenin*, etc..., tous non médecins, ignorants de la médecine électrique, obtenaient sous mon impulsion des guérisons merveilleuses. Tous évoquaient le mot « miracle » pour exprimer leur sentiment... me remettant chaque fois en mémoire, cette pensée de *Renan* :

« Le miracle(1) peut être la condamnation d'un « principe, s'il n'est qu'une simple fantaisie, une simple « annexion isolée. »

Le Principe E. C. V. peut supporter sans crainte le voisinage et même le poids du miracle puisqu'il le commet sciemment et presque inévitablement (voir la lettre du Dr *Goymier*, p. 3061-59).

La Drogue :

La médecine subit là encore de ma part une attaque cruelle !

J'arrivais à reconnaître quelque dix médicaments intéressants, sur les milliers que l'État recommandait ou acceptait.

1. Le miracle pour nous, inventeur et apôtres de la méthode E. C. V., consiste à rendre à l'espérance, à la santé, à la vie, les malades abandonnés par les médecins, et sans avoir à passer par l'alternative d'une Puissance mystérieuse, fantaisiste, sourde, le plus fréquemment aux prières et aux supplications.

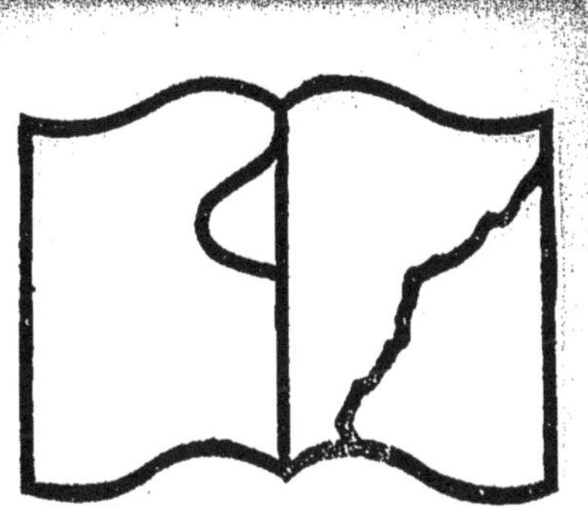

C'est alors que le professeur *Huchard* n'en reconnut plus qu'une douzaine.

L'*Institut Pasteur* les réduisit à deux (1).

En vérité, et c'est là le point capital : On osait parler ! J'avais évidemment donné le branle.

Les Tribunaux et les Syndicats :

Puis vinrent les interventions du tribunal dans les affaires des *Académies*, *Instituts*, (2) *Cliniques*, etc. Puis, l'affaire *Macaura*, avec les épouvantables révélations sur les syndicats de médecine et de pharmacie !

Eh bien je crois, avec un certain orgueil, que sans moi, ces horreurs n'eussent jamais été connues !

* *La Médecine est dans la première enfance :*

Enfin, j'apprends que le docteur *J*..., médecin militaire à *Limoges*, a démontré dans une conférence, qui précède m'a-t-il dit, l'édition d'un important ouvrage, « que la médecine comme le Droit sont encore dans la « *première enfance*, que le médecin ignore tout de l'huma- « nité et qu'il ne faut espérer le voir plus instruit, qu'en « l'an 2000, au minimum. »

Voilà donc la médecine mise à nu !

« Le propre de toutes ces cultures scolastiques, » pourrions-nous dire avec un auteur connu, « est de « fermer l'esprit à tout ce qui est délicat, de ne laisser « d'estime que pour les difficiles enfantillages (3) où l'on

1. Dont l'un, l'arsenic, fût la préférence d'Hippocrate (an 460 avant J.-C.)... ce qui permet de juger du progrès de la médecine !

2. M'est avis que ces titres ne devraient pas être tolérés à ces combinaisons commerciales et anti-scientifiques que l'on heurte à chaque pas !

3. Le docteur J..., travaillant pour la troisième fois sa médecine pour obtenir comme troisième brevet celui de médecin français, me disait : « N'est-il pas insensé de se bourrer l'esprit d'autant d'inutilités. »

Le docteur *Cancel* m'écrivait : « Aidés par nos maîtres préférés, nous fouillons le cadavre avec l'idée d'y trouver l'âme ou tout au moins son habitat. »

(V. p. 58-*) Dr Lafontaine, son jugement sur le collègue voulant faire « l'entendu ».

« a mis toute sa vie et qu'on envisage comme l'occupa-
« tion naturelle des personnes faisant profession de
« gravité (1). »

Le Public et Chardin :

Nous voici bien à l'aise ! Moi-même, auquel tous les événements donnent raison ; le Public, qui trouvera une justification incontestable de ma critique.

C'est encore la consécration de la prophétie des maîtres indépendants de la boutique médicale m'ayant dit :

« *Votre principe s'imposera à l'Univers parce qu'il est*
« *d'une vérité absolue et invulnérable.* »

Puis enfin, nos *morticoles* éprouveront peut être, en constatant l'état actuel de leur bagage dit scientifique, un commencement de honte qui entraînera sans doute un commencement de sagesse.

Ils risqueront peut être un œil sur mon dictionnaire médical au sujet duquel l'un d'eux m'écrit déjà :

« Travail de prodigieuse érudition qui a su introduire
« la gaieté dans la science. »

Ils secoueront peut être enfin le voile que toute victime de l'Ecole porte sur l'intellect. C'est ce que fait pressentir le docteur *T*..., (V. 3248-77).

Qui se connaît bien, se dirige bien ! J'aurai sauvé la médecine dont les sectaires m'accusent bien à tort d'être un ennemi, alors que je suis l'ennemi non de la médecine, mais du médecin de mauvaise Ecole !

1. Le médecin est le plus grand comédien du monde ! Je pourrais citer quelques morticoles qui placent le tremplin de l'orgueil au-dessus de toute autre considération.

LES MÉTHODES CHIMIQUES

L'ALLOPATHIE, L'HOMŒOPATHIE, LA DOSIMÉTRIE, ETC.

et le Principe E. C. V.

Déjà la variété entre les diverses méthodes d'application de la drogue est une condamnation sans appel de chacune d'elles.

Et si nous fouillons les formulaires visant chaque méthode, nous constatons une véritable démence, folie grave puisqu'elle entraîne fatalement les intelligences qui s'y laissent prendre.

Je trouve dans *Herzen* (un formulaire apprécié, me dit-on) 2700 formules diverses, je remarque 16 pages d'observations pour la neurasthénie, 86 formules et indications de villes d'eaux pour la névralgie, 37 formules pour la méningite avec insuccès, 25 pages pour la phtysie avec résultat négatif, on le sait.

Par quelle aberration le médecin (1) peut-il abandonner son malade, le cas est quotidien, et le malade peut-il désespérer de guérir, en présence d'une telle abondance de secours ?

A moins, toutefois, que cette abondance ne soit la marque indélébile de la nullité de la drogue (2).

Herzen, dans une modeste Préface annonce que cette cinquième édition est « enrichie (3) » d'un grand nombre

1. J'ai déjà fait remarquer que quantité de médecins étaient fous ou en voie de le devenir et donné comme motif, l'extravagance de leur instruction spécial e, complexe et décevante, parce que sans principe, sans règle, sans but.

2. Le pharmacien, lui, ne s'y laisse pas prendre. (V. p. 80 *.)

3. Le mot est délicieux, n'est-il pas vrai ?

de méthodes nouvelles. Que sera la sixième édition ! Bon vieux Dieu Allemand, sois clément (1) !

Je sais qu'*Herzen* est un guide-âne avant tout, un aide mémoire, et je le regarderais avec sympathie si les médecins français pratiquaient comme certains médecins étrangers lesquels consultent le malade puis se retirent dans l'arrière-cabinet et copient servilement l'ordonnance dans un formulaire. Ce serait le Paradis et la paix qu'il comporte, diraient les beaux parleurs qui peut être ne l'ont jamais vu ! Mais nos médecins portent savant, et voilà le danger !

Aussi voyons-nous notre pharmacien occupé du matin au soir à corriger les formules, mortelles souvent, du médecin français, quand son collègue étranger se contente d'un simple contrôle !

En présence de ces faits, que devient le principe E. C. V. de Chardin :

Une seule maladie, un seul remède ?

Parbleu, c'est bien simple :

Le médecin n'y croit pas, parce que trop différent de ce que l'Ecole enseigne et qu'il se taille sottement une gloire (2) trompeuse dans ce gâchis sans issue.

Le malade trouve que c'est trop beau pour être vrai !

Et voilà comment s'explique la peine infinie que j'éprouve à implanter dans le monde le salut Public santé parlant !

1. Je crois qu'il n'y a plus à hésiter, il faut, comme le parcheminé M... de la page 183*, prendre position ! L'attitude de Benoit XV en présence du concurrent de son Maître, sa sympathie isolée pour l'infamie et le crime, les défections nombreuses parmi le troupeau fidèle, tout porte à croire à une substitution possible.

2. Il en est ainsi du diagnostic. Le professeur *Jaccoud* fut longtemps un artiste dans le genre ; il suffit qu'il cédât au marchandage pour se réduire de lui-même à néant !

L'Esprit des Autres (*suite*)

LES LETTRES DIVERSES

de Professeur (1748),

— Docteurs,

— Chirurgiens,

— Pharmacien,

— Prêtres,

— Militaires,

du Public,

donnés comme argumentation.

Observations, attestations spontanées. Résultats multiples. Guérisons souvent miraculeuses des affections les plus diverses obtenues par la méthode E. C. V., appuyée sur le principe unique :

« *Une seule maladie, un seul remède !* »

LA MÉTHODE E. C. V.

dans sa lutte contre la routine, l'ignorance, l'indifférence, la mauvaise foi mondiale.

La grande diversité des esprits qui composent tout mon public, rend bien difficile l'œuvre de propagande que j'entreprends.

Les uns n'ont jamais assez de détails.

Les autres veulent trouver exactement leur cas, au lieu de conclure en considérant le principe et la variété des cas exposés.

D'autres encore trouvent la chose compliquée avant même de l'étudier, prétendant qu'ils n'ont pas le temps de lire.

D'autres enfin, bien portants, trouvent que nos guérisons : c'est toujours la même chose (1).

Beaucoup, malheureusement, pensent à autre chose en lisant ce qui peut intéresser leur santé ! S'ils accordaient à ce capital « le plus grand des biens » la moindre partie de l'attention qu'ils donnent à un mémoire de gazier, notre œuvre deviendrait un jeu ; mais la santé, quand on n'est pas alité, paraît tellement à l'abri de tout accident, que ce qui la touche est peu intéressant. Il faut avouer cependant, pour atténuer la rigueur de notre jugement, que le public est dérouté par l'abus des réclames et qu'il est ainsi porté à mettre dans le même panier, tout ce qu'il rencontre concernant la santé.

1. Observation étonnante d'une femme d'esprit, lisant sans doute mes livres comme un roman de Dumas. Que le docteur *L... G...* (voir p. 168) excuse ce rapprochement sans malice et sans prétention !

Une Observation rétrospective

qui établit la supériorité de toute intelligence échappée à l'éteignoir Officiel et démontre en même temps les erreurs et les sottises de l'Ecole actuelle.

MORIN 1748[1]

Professeur de Physique

A

L'ÉCOLE ROYALE DE CHARTRES

Remarque : *L'électricité statique employée si inconsciemment de nos jours n'est autre que celle dont il s'agit ici. Elle peut se prétendre mensongèrement moins dangereuse, il n'en est rien : le courant reste de même nature quelle que soit la machine qui le produit.*

Morin qualifiait par avance nos maîtres actuels, qui s'intitulent pompeusement et généreusement du nom de spécialistes électriciens.

En effet, c'est à qui, imitant en cela, les faiseurs de tour de nos foires, aura le plus grand nombre d'appareils, les mastodontes les plus imposants ; c'est à qui fera le plus de tapage, le plus d'esbrouffe. Leurs établissements sont de véritables usines de guerre nationale, guerre dirigée contre les ressources du malade (santé et finances).

Le professeur *Morin* dit :

« Les personnes électrisées sur les gâteaux deviennent souvent « astmatiques,

« L'électricité stat'que serait-elle capable de causer une fièvre

1. *Volta* naissait en 1745 : l'électricité statique était donc seule connue.

« momentanée ? On est curieux de ressentir les effets de cette « électricité, il résulte de nos essais :

« 1° Qu'il n'est jamais salutaire de s'y exposer ;

« 2° Qu'elle trouble l'ordre et l'équilibre de l'économie animale, « en forçant les vaisseaux par une commotion étrangère (1) ; « ramener le sang jusqu'à la radiation ou la fulguration par le « contact de l'air sur les mofettes animées est une tentative pleine « de danger. Aussi je ne conseille à personne d'être les souffre-« douleur des phénomènes électriques (2).

« *XVIIe question.* — On dit cependant que l'électrisation peut « être salutaire.

« J'ai fait monter sur les gâteaux ou les coussins, des personnes « de tout âge, de toute complexion, de saines, de malades, des « gens goutteux, rhumatisants, et après l'épreuve, tous se sont « retirés beaucoup plus incommodés qu'auparavant.

« La commotion électrique peut être dangereuse au sexe, dans « les temps critiques : elle peut occasionner une suppression des « règles dont on aurait peine à réparer les désordres (3).

« *Observation.* — L'abbé *Nollet* a trouvé dans l'oiseau que la « commotion avait tué, un épanchement sanguin... simple transsu-« dation des poumons, etc. etc. »

*Ainsi la *haute fréquence* tombe sous le coup de ces sévères observations. Les accidents sont rares, dira-t-on... Mais tout simplement parce que le cabinet du médecin est fermé à tout contrôle ; pour peu que l'on fréquente les malades on constate que le nombre est considérable,

1. Ne voit-on pas là, la même idée qui me fait un siècle et demi plus tard, établir les éléments d'un principe nouveau inoffensif et absolu ?
Grâce à ma conviction profonde de l'avenir brillant de l'électricité, grâce à mon amour de la lutte pour la vérité, l'électricité a vaincu l'indifférence, la haine, la jalousie de toute la clique médicale... C'est bon pour *Duchenne* ! me disait-on jadis d'un air méprisant ! (Or *Duchenne* a sa statue !) Aujourd'hui il y a pléthore d'électriciens. Mais la lutte est restée la même... : il faut amener tous ces saltimbanques à utiliser l'électricité comme il convient.

2. Et les *Charcot*, les *Vigouroux*, les *Gautier*, les *Larrat*, les *Allard*, les *Foveau*, les *Keating Hart*, etc., etc., font joujou spécialement avec l'électricité statique.
Et nos spécialistes augmentent quotidiennement le volume et le débit des machines !

3. Cette observation fait juger l'électricité statique, comme elle fait juger la drogue. Pourquoi utiliser des principes nocifs ?

de ceux qui ne veulent plus entendre parler d'électricité (1), après l'avoir subie dans les cabinets des spécialistes (v. 3320-116).

Ce n'est pas d'ailleurs une question de personne ou de mode ; toute pratique qui se place hors d'un principe doit être condamnée. J'ai essayé de faire comprendre par ailleurs, que l'élasticité de l'économie humaine permettait les pires abus, mais ce n'est pas une raison pour les réaliser.

Les *D'Arsonval*, *Gautier*, « *Médecine Nouvelle* » de la rue de Lisbonne, les *Rivière*, les *Bergonié*, les *Académies* (libres), les *Guilloz*, les *Laquerrière*, etc., etc., doivent à la Nature, une fière chandelle.

1. Quel contraste avec les malades soumis à l'E. C. V. ! qu arrivent à la considérer comme « le médecin chez soi ! » et à écrire quand l'appareil est en réparation : « Rendez-le moi au plus vite : je ne puis plus m'en passer ! »

Marche de la Méthode E. C. V., dans le monde

Les Docteurs

Leur Correspondance

J'espère que MM. les Docteurs indépendants ou morticoles, ne suspecteront ni la sincérité, ni la spontanéité de leurs collègues?

Les Médecins entre eux sont soupçonneux, jaloux, sévères, inconséquents, jusqu'à ne pas se rendre compte des éclaboussures qu'ils font rejaillir sur eux-mêmes. Mais, dans l'espèce, en présence de la quantité d'attestations choisies dans plus de cinq cents, ne serait-il pas insensé de voir subsister le moindre doute? Hélas, c'est possible pour qui les connaît bien!

Après enquête je puis affirmer qu'un millier de médecins pratiquent ou croient pratiquer ma méthode. Ce chiffre m'est fourni par le nombre de médecins connus qui la pratiquent en cachette, depuis plus ou moins longtemps, et viennent sans cesse puiser près de moi des renseignements ou des encouragements.

L'autre masse de médecins monstrueux dans leur orgueil (v. 3248-77) représente hélas, ces intelligences et ces mains maladroites dont le Docteur *Lafond-Grellety* prévoit p. 53 * la néfaste influence! C'est là que l'on voit se réaliser « les petites intensités », les « intensités homœopathiques » que je flagelle si vigoureusement par ailleurs.

C'est une secte particulière qui vit sans vergogne de l'esprit des autres et s'en sert comme le voleur d'un diamant dont la genèse est connue des intéressés, répondant imperturblablement à l'ami qui l'invite à faire usage de ma méthode : « Il y a longtemps que je la pratique ! Il n'y a que cela de vrai. *Chardin* a cent fois raison, mais je ne le dis pas à mes malades. Je l'appelle à mon secours quand je sens que mon sujet s'impatiente ou qu'il est à bout de ressources. C'est avec elle que je le guéris !

Je puis donc quand même me montrer fier de l'extension de mes idées... Un jour, le monde se réveillera dirigé dominé par mon principe ainsi qu'une plage au sable mouvant, qui tout d'un coup, se montre arrogante et indomptable par les lentes infiltrations d'une masse liquide lointaine ne paraissant présenter aucun caractère agressif !... Ainsi sera résolue la prophétie de mes maîtres qui voient l'asservissement de la médecine par mon principe et ma méthode.

L'Esprit des Autres (*suite*)

Notes diverses émanant des Médecins

LE DOCTEUR RIORY

DE CHABEUIL (DRÔME)

17539. — I. « Le Docteur *Riory*, de Chabeuil (Drôme), de la Société médicale chirurgicale de la *Drôme* publie, dans le Bulletin de la Société, divers cas dans lesquels il est intervenu par ma méthode E. C, V. avec succès :

« *Torticolis* unilatéral à frigore,
« *Lumbago* aigu,
« *Sciatique*,
« *Crampe des écrivains*,
« *Paralysie faciale obstétricale*,
« *Neurasthénie*,
« *Constipation habituelle*,
« *Occlusion intestinale*. Guérie au moment où on allait ouvrir le « ventre,
« *Arthrite rhumatismale du genou*,
« *Tachycardie paroxystique* (cœur),
« *Entérite chronique*,
« *Métrorrhagie*,
« *Crises maniaques chez une démente*,
« *Coma diabétique* (moribond),
« *Anémie cérébrale*, etc.. Avec un succès qui lui parut souvent « miraculeux (v. 17064-60).

« La médecine, dit *Riory*, toujours en quête de nouveaux moyens « de guérir et sans dédaigner les vieux remèdes qui ont fait leurs « preuves, semble vouloir faire une place de plus en plus grande « aux agents physiques (1).

1. Quelle erreur, quelle illusion! *Pasteur*, parce qu'il n'était pas de la « *Chapelle* », n'eut-il pas toutes les peines du monde à faire valoir ses idées?

La médecine est encroûtée, routinière, fermée au bon sens, la preuve en est dans ce qui suit :

« . . . .
« Tant que j'ai employé des courants forts de courte durée, « avec de petites électrodes, je n'ai rien obtenu. Je n'ai eu de succès « que lorsque j'ai utilisé les courants ainsi que l'enseigne *Chardin*. »
Or les officiels continuent sans sourciller les anciens errements.

*Interpellé par un collègue, le docteur *Baissas*, réclamant prétentieusement et sottement des mesures galvanométriques (v. p. 58*), il en resta là de ses succès. Il est vrai que n'ayant pas compris entièrement mon principe, il ne sut pas invoquer la présence du nerf optique, galvanomètre naturel et logique, contrôleur des actions électriques physiologiques. Peut-être aussi le syndicat toujours en éveil contre tout ce qui pourrait contribuer au bonheur physique de l'humanité (1) avait-il imposé sa volonté à celui qui lui vend le plus souvent la sienne?

Et les malades, qu'en faites-vous, M...M..?

La méthode ne pouvait cependant pas être accusée, car nous trouvons cinq années plus tard, les observations d'un autre Docteur, qui démontrent bien comme les précédentes que l'E. C. V. est une panacée immuable dans ses principes comme dans ses effets et qu'elle marche altière, indépendante vers un avenir idéal.

LE DOCTEUR LAFOND-GRELLETY

DE SAINT-MARTIN DE GURÇON (DORDOGNE)

La critique du Docteur L... G..., *page* 168, *constituait pour moi, une nécessité de l'éviter dans l'avenir, je crois l'avoir réalisée, en publiant sa propre correspondance.*

1. Le malade est fait pour le médecin... Vérité du sieur *Merlou* qui sert de guide à ces institutions qualifiées plus loin. (V. p. 173*).

M. Arsène RICHARD

DE

CERCOUX (CHARENTE-INFÉRIEURE)

Lire l'observation 3314-101

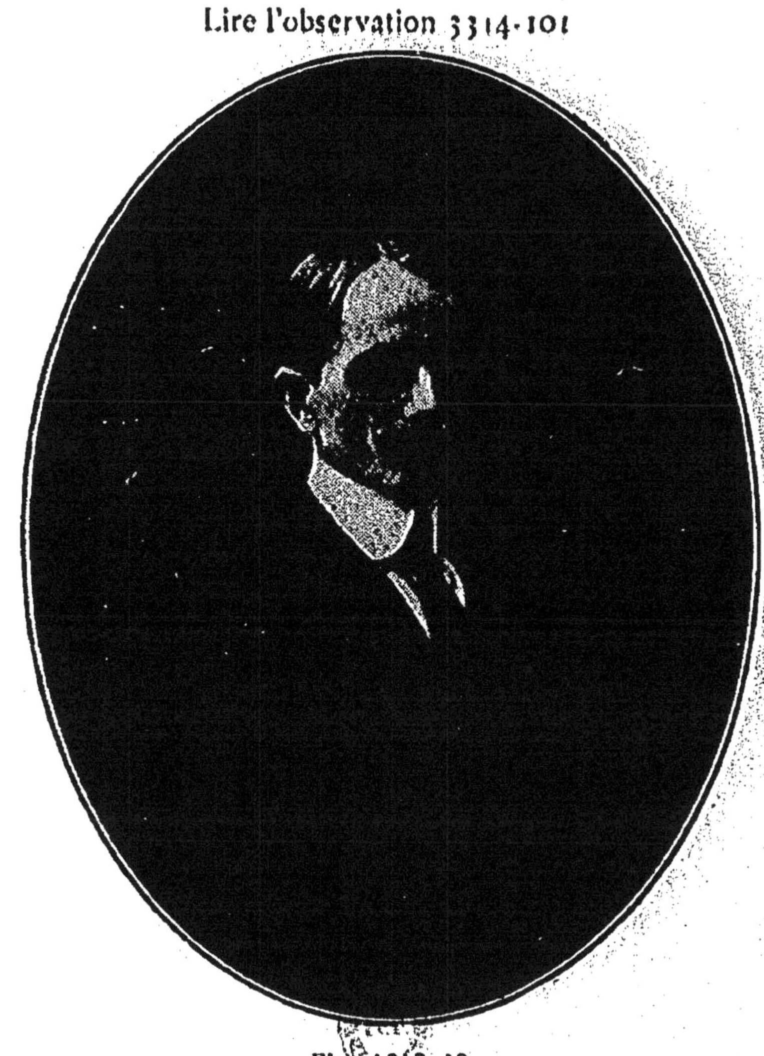

Fig. 1918-19.

Propagateur par reconnaissance
Guérisseur extraordinaire, modeste et philanthrope

Le Docteur *Lafond-Grellety* s'en prend d'abord à ma façon d'être avec le monde médical, jusqu'alors respecté (1), dit-il. Il trouve mes critiques imméritées, alors qu'il n'en connait qu'une partie... C'est juger bien vite! Je lui répondis par l'historique de ma conduite d'honnête homme bien élevé, mais en même temps volontaire, indépendant et têtu (v. p. 35 ; 2237-66 ; 1911-68).

Envoyez-moi, dit-il, un appareil. La demande laissait voir par transparence ses intentions : Je sentais la dent du loup menaçante et exterminatrice.

*Je répondis par cette note : *Je vous adresse une panacée universelle* (soulignement à l'encre rouge).

C'était d'une certaine crânerie pour un petit électricien connu seulement pour ses multiples inventions d'appareils pratiques et classiques, n'est-il pas vrai ? Mais aussi, ne disais-je pas déjà que j'étais tellement sûr de moi que jamais je ne m'étais trompé dans mes prévisions !

Après six semaines, lettre amicale du Docteur m'annonçant le succès dans tous les cas les plus disparates qu'il a traités :

Son Père : dans le *coma diabétique*, considéré comme perdu et guéri en quelques jours.

**Amygdalite*, chez un enfant venu pour se soumettre à l'opération sanglante, guéri en huit séances par une application extérieure (2).

Petite verrue au front, disparue sans trace.

Paralysie infantile. beau succès.

Adénite cervicale, de la grosseur d'une mandarine.

Névralgie intercostale, guérison.

1. On avouera, après lecture complète, que le corps médical constitue un bien mauvais placement du respect mondial !

(2) Et les mères de famille conduisent de gaieté de cœur leurs enfants à la mutilation ! Les amygdales, dit *Littré*, sont d'une grande utilité... Et nous prétendons n'être plus barbares !... Nous sommes de véritables sauvages ! (V. p. 152*).

« En résumé, succès partout, continue le Docteur (1).

« Je dois dire, du reste, qu'une fois votre principe connu et « admis, tout le reste se lit, se comprend et se retient le plus faci- « lement du monde.

« *Adénite énorme du cou, fluctuante* : ayant été ouverte au régi- « ment d'un coup de bistouri. Deux séances d'électricité (3 piles) : « tumeur affaisée, fistule fermée.

« De l'autre côté, même tumeur, comme une grosse orange, « 3 séances, 5 jours d'intervalle. Disparue sans aucune trace.

« *Pas le temps de vous écrire* mais cela marche toujours à ma « satisfaction.

« *Résultats superbes* au point de vue *utérin*. Dans l'espèce, évité « curetage (2).

« *Gagné un déjeuner au champagne, à un ancien confrère, pour « avoir franchi devant lui, en 3 séances, deux *rétrécissements de « l'urètre*... Fantastique ! Fantastique ! disait le confrère ahuri.

« Je vous informe que j'envoie à la *Gazette des Sciences de Bordeaux* « mon travail sur l'*électrolyse* (3) *des canaux* et en particulier de « l'*urètre* et du *canal lacrymal* d'après votre principe (E. C. V.).

« Nous vendangeons. Sincèrement, mon diabétique (mon père), « en fait trop parce que, levé à 5 heures du matin et il ne fait pas « d'électricité depuis un mois.

« *Communication* à la *Gazette médicale*, sur le cœur et l'électricité, « méthode *Chardin*. »

« *Communication* à la même, sur l'innocuité du traitement élec- « trique, méthode *Chardin*, question qui me paraît tourmenter le « plus mes collègues.

« La *gynécologie*, en ce moment, me fait observer d'heureux et « fort jolis cas (4).

« J'ai actuellement (1909), 14 cas d'hémorragies utérines guéries.

« Je vous enverrai des *Gazettes*. J'y traite des quantités élec- « triques au point de vue *hémostatique* du courant.

« J'ai un joli succès dans un cas de *prolapsus du rectum*, avec

1. Cet exposé montre bien l'homme ignorant de l'électricité l'ayant en suspicion par ses insuccès passés (car il possède un matériel relégué au grenier), et dont chaque succès constitue une surprise, un espoir de posséder dans l'avenir, un médicament transcendant.

2. Combien de femmes mutilées par les morticoles, avec cette coutume qui s'est tuée par l'abus !... *Malasvon* avait sans doute donné le branle !

3. Pourquoi électrolyse ?... puisqu'il a lui-même démontré que les *Fort*, les *Guyon*, les *Haltbrand*, les *Bergonié*, tous les spécialistes, en un mot ne savaient pas ce qu'ils faisaient et disaient.

4. Quelle honte pour ces majors, dont *Apostoli*, lesquels ne voyaient le salut que dans l'emploi des courants de grande intensité, souvent mortels.

« *hémorragies* au moment des gardes-robes en six séances seulement. Très très intéressant.

« Je vous félicite du succès de l'escrimeur *Kirchhoffer*. Il ne me « surprend plus. Je déplore seulement de n'avoir pas semblable cas « à guérir (1).

« *Publication* de 86 o/o de guérisons dans la broncho-pneumo- « nie.

« *Toujours des succès opératoires!* Mon dernier client avait trois « rétrécissements depuis 6 ans.

« J'ai pris connaissance de la communication que vous a faite « M. *Charles Henry*, professeur à la Sorbonne.

« A ce propos, je vous informe que je vais adresser à M. *Roux* (2), « Directeur de l'Institut Pasteur, une observation de *cardiopathie*.

« * J'ai, en effet, vu M. *Fau*; il a votre appareil depuis fort long- « temps, puisque pendant 8 mois il en a usé contre l'*artério-sclérose*, « qu'il a pu ainsi améliorer très sensiblement sa santé malgré son « âge avancé (voir la très intéressante lettre personnelle de M. *Fau*, « n° 3292-104).

« Je pratique presque exclusivement l'*électrolyse* (3). J'ai même « publié une statistique annuelle édifiante par ses succès sinon par « le nombre des malades traités. Je laisse à la méthode le soin de « se défendre elle-même.

« Plus je la défendrais, plus elle serait combattue.

« * Le temps fera son œuvre, pourvu que d'inhabiles mains ne « viennent pas en compromettre la valeur réelle.

« J'ai fait un travail sur le cœur, de plus de deux cents pages. « J'ai fourni des notes à l'Institut *Pasteur*... mais je commence à « croire qu'il est plus malaisé d'imposer une vérité que de propager « une erreur. »

*Le Docteur *L... G...* se montre contre la prétention de faire d'un système une panacée et conclut qu'il peut y avoir dans certains cas, avantage à joindre à l'action électrique, celle de certaines drogues déterminées.

1. Et dire qu'un morticole homœopathe (v. 3002-88), aidé de journaux inconscients ou intéressés, me contesta ce succès!... Depuis ce moment, ce morticole ajouta d'ailleurs à ses titres, celui d'électricien!

2. Je fis remarquer au Docteur combien il perdait son temps; et en effet.

3. Pourquoi perpétuer cette expression qu'il reconnaît impropre.

Oui ! quand l'action de la drogue est bien établie si toutefois on peut admettre cette possibilité.

*« Il admet que l'électricité E. C. V. peut toujours intervenir « tandis que l'intervention de la drogue comme adjuvant, ne peut « être que transitoire.

C'est mon avis !

*« Je déclare comme vous que jamais il ne m'a été donné d'en- « registrer des mécomptes ou des accidents avec des applications « de faible ampérage ; jusqu'à ce qu'on me montre un cas où « l'électricité à l'intensité que vous conseillez, produit des ennuis, « je me refuserai à admettre qu'il puisse s'en produire (1).

« En aucun cas, je n'ai pu constater que le courant continu « puisse être contre-indiqué, le courant faradique (induction) « oui (2), et notamment dans la tachycardie et les palpitations en « général, mais surtout dans les affections valvulaires du cœur... « Pourquoi ? »

Le Docteur *L... G...* ne le saurait-il pas ? il est vrai que ses collègues ne le lui demandent pas. Ils s'en fouttent (3) bien ! disent-ils... Et puis l'Ecole n'explique jamais rien !... C'est un principe !

« Ici (*Bordeaux*) on commence à s'habituer à moi (4).

1. Autant d'expressions techniques, autant d'erreurs ! Le maître D... B... pourrait intervenir encore et dire (v. p. 186[1]) : Nous écrivons beaucoup. M... M... Mais nous réfléchissons peu !

2. Or, la plupart des médecins emploient le courant d'induction ; un grand nombre l'emploient même exclusivement. Nos spécialistes trouvent moyen de produire des interruptions automatiques dans le courant continu ! Pardonnez-leur, mon Dieu ! ils ne savent ce qu'ils font ! Duchenne, l'illustre « métallisé », n'employait que cela. D'où ses conclusions extravagantes et erronées !

3. *Lucien Descaves* nous a démontré dernièrement, dans un article plein d'humour, qu'il fallait considérer cette expression énergique et presque universelle comme très académique ! Les médecins seront contents... elle leur est si familière (... le j' « menfoutisme » qui en dérive est chez eux à l'état de religion). (Voir les syndicats, page 171.)

4. J'ai toujours pensé que ma méthode avait permis au docteur *L... G...* de quitter la campagne pour la ville. Plusieurs de ses collègues et lui-même doivent à la méthode E. C. V. honneur et fortune ! La raison ? Elle est simple : Elle guérit !!

« Mais je dois moins à ma sincérité et à ma correction profession-
« nelle de ne pas être taxé de charlatan, qu'à ma situation person-
« nelle de fortune qui, on le sait à présent, me permet d'attendre la
« venue du client sans l'inciter à venir chez moi. Mettez que c'est
« déplorable.

« * J'ai fait un travail et cela vous explique la difficulté que
« j'éprouve à le faire paraître, et il a cependant quelque valeur...
« J'en ai des preuves. J'ai donc frappé à plusieurs portes. S'ou-
« vriront-elles ? Entêté comme tout bon Périgourdin, je refuse
« formellement de dépenser un centime pour cette publication.
« J'estime que ce serait un comble d'être obligé de payer pour
« obliger mes concitoyens (1). Mon échine est aussi peu souple,
« Je fais comme *Cyrano*, je signe ce que j'écris et je ne veux rien
« savoir d'une collaboration même illustre qui n'aurait de collabo-
« ration que le nom d'un autre personnage à côté du mien (2).
« Comme vous le voyez, ce sont des complications.

« *L'avenir de la thérapeutique est à l'électricité.*

« * *Les petites intensités sont les vraies, les grandes, du bluff ou de*
« *l'ignorance !* Elles agissent comme les corps colloïdaux par leur
« présence seule et non en raison de leur ampérage.

« C'est le savant *Gustave Lebon* qui l'a dit (3). »

Etude sur l'électricité E. C. V. dans le traitement de la phlébite, concluant à une panacée dans cette affection qui déroute la médecine et confond l'impuissance classique du médecin (v. p. 81, 3316-115).

Par ailleurs : *Il exprime son opinion sur moi-même : en rappelant « que j'ai relevé en ce qui concerne l'électrolyse une « erreur fondamentale. »*

1. Quel naïf suis-je donc ! moi qui dépense santé, fortune, sans compter, pour le bien public !

Mais combien instructive est cette réflexion ! Dans aucun métier on ne trouvera pareille misanthropie ! Nous constatons quotidiennement des ruines occasionnées par des recherches du simple confort de la vie : l'inventeur se sacrifie et ne s'en plaint pas ! Mais quand il s'agit de la vie elle-même, nous trouvons l'*Ecole* qui en envoûtant ses élus les comble de tous les vices, de tous les principes du vulgaire négoce, et les fait les véritables ennemis de l'humanité !

2. Ce bon docteur ne voit même pas le moyen d'y placer le mien « Chardin », auquel il doit tout !

3. Ce rapprochement de mon Principe avec celui de *G. Lebon* met le comble à ma modeste gloire ! Si *L... G...* l'a fait avec intention... Merci !

Il *qualifie ses collègues* dans leurs rapports avec l'électricité :

« **Ils ont tous la frousse en voyant mes appareils, et cependant « combien modestes dans leurs dimensions !... Mais ils guérissent, « donc ils sont dangereux* (1) *!* »

« *Je constate avec étonnement le petit nombre de mes collègues « s'intéressant à toutes mes communications plutôt extraordinaires, « inexplicables pour le plus grand nombre que je publie dans les » journaux de médecine, concernant l'électricité E. C. V. »

Le même docteur *L... G..*, animé d'un enthousiasme bien légitime, entraîne un ami, le docteur *Boymier*, à pratiquer ma méthode E. C. V. Les débuts furent plutôt pénibles et je dus subir des assauts de découragement et de reproches... allant jusque la menace de tout abandonner.

Il m'écrivit depuis :

3061. « Je suis de plus en plus émerveillé des résultats que « j'obtiens par votre méthode, et c'est surtout dans le cas où elle « ne me paraît pas applicable que, l'essayant en désespoir de cause, « je constate les guérisons qui me laissent rêveur (2). »

« Je ressens pour vous une grande admiration, surtout parce « que vous êtes méconnu comme tout homme de génie qui pense « en dehors de l'Ecole et du lèche-pied aux grands-maîtres. »

Docteur *B..., à S.-V...-de M...* (*Gironde*).

« * *Il y aurait, dit encore le docteur* Lafond-Grellety, *de ma part, en « m'appropriant des idées que je n'ai pas eu le mérite de trouver une « insigne mauvaise grâce à les exposer comme un bien propre* (3).

Le Docteur m'écrivait en effet :

« Avant de connaître la méthode E. C. V. je n'avais eu que de « déboires avec l'électricité. »

1. S'il fallait cataloguer la sottise du médecin, chaque fois qu'elle se révèle on deviendrait monotone, l'*Ecole* ne compte plus ce genre d'élus !

2. Il ne se souvient pas de ce que je lui ai dit et répété : « On doit s'étonner d'un insuccès, jamais d'un succès. »

3. Pensée sublime bien extraordinaire, sous la plume d'un médecin dont l'orgueil monstrueux (v. 3248 ??), fait table rase, en général, de de la Justice et de la reconnaissance !... dit le docteur *L... G..*, lui-même (la poutre dans l'œil du voisin). Attendons !

C'est d'ailleurs l'histoire Universelle et la condamnation de tous nos spécialistes qui persistent à ne pas changer de méthode.

L'Esprit des Autres (*suite*)

LE DOCTEUR LAFONTAINE

2785 Le Docteur *Lafontaine de Bruxelles* m'écrit (1) :

« Il y a quelques jours, je recevais chez moi un professeur de « l'*Ecole vétérinaire de C...*, et je l'ai entendu énoncer des apprécia- « tions stupides (2) sur les effets thérapeutiques des courants de « faible intensité. Cela est tout au plus bon pour des maladies ner- « veuses et encore (3) Après une discussion de quelques heures, il « finit par faire quelques concessions à vos principes (4). Mais Dieu « que c'est dur pour un *Herr Profends* de comprendre des choses « si simples ! Car, voyez-vous, *c'est là le grand tort de vos théories « et de leurs applications, c'est d'être trop simples*, et pour nous, « Elèves de l'Université, *en qui toute faculté d'observation est « ensevelie sous un fatras de formules*, c'est trop dur d'admettre « une explication aussi simple, alors que nous bûchons depuis « tant d'années pour bourrer notre mémoire d'un tas de théories « qui n'ont de commun, que l'acharnement avec lequel leurs « auteurs les défendent contre celles qu'ils veulent renverser.

« * L'idée que nous nous faisons de notre physiologie est des plus « confuses, surtout si, quittant les idées de nos maîtres, nous

1. * Jeune Docteur ayant réalisé en quelques mois, avec ma méthode, un cabinet important... en guérissant les malades.

2. Je ne suis pas le seul, comme on le voit, à être sévère.

3. Or, je démontre que la maladie nerveuse n'existe pas. D'ailleurs, pourquoi ce vétérinaire Boche (v. p. 184) se permettait-il de parler sans avoir expérimenté ? Médecins et vétérinaires se ressemblent sur ce point.

4. La médecine française est reconnue *Boche* par les prof. *Gautier* et *Dantel* (*Presse*). La médecine belge était, à cet égard, pourrie jusqu'à la moelle !

« suivons les traces d'une autre école, et *s'il nous reste quelque*
« *liberté d'appréciation, au milieu de cet envoûtement*, c'est pour les
« répudier tous et respirer librement une fois hors de leurs griffes.

« * *L'école officielle, je le répète, voici le véritable éteignoir en matière*
« *médicale*. J'entends encore ce professeur me demander comment
« je pouvais mesurer ces courants. Ils ont tous la même lubie ; ce
« sont des générateurs de formules (1), tout doit se faire mathéma-
« tiquement pour chaque affection comme si l'essentielle caractéris-
« tique de notre économie n'était pas une constante variation
« histologique. Non seulement telle maladie chez deux sujets
« différents ne demande pas un voltage identique, mais le même
« sujet, à des moments différents, peut très bien ne supporter (2) que
« deux piles aujourd'hui, alors qu'il en supportait quatre ou cinq
« hier. C'est d'ailleurs ma ligne de conduite. Le galvanomètre
« pour moi, est absolument inutile. Il est là pour le client ou pour
« le confrère qui veut faire l'entendu.

« * Je suis dans l'action de votre courant deux heures par jour et
« il ne me reste rien d'une dilatation d'estomac provoquant de
« fréquentes intermittences cardiaques par excitation du pneumo-
« gastrique.

« Veuillez agréer, M. Chardin, l'assurance de mon admiration
« et de mes remerciements.

« *Je ne pourrai plus vous tenir au courant, comme je vous
« l'avais promis des cas de guérison et d'amélioration obtenus
« jusqu'ici : ils sont absolument trop fréquents (3).

« *C'est surtout dans les affections des voies digestives* (4) *et des*
« *glandes annexes* que l'électricité donne des résultats superbes et
« rapides. Je traite journellement de nombreux cas de ce genre
« dans mon cabinet.

« *J'ai placé les nombreux appareils, que je vous ai demandés,
» chez des sujets atteints dans leur état général et présentant des
« troubles profonds de leur vitalité, *tous malades chez lesquels la*
« *médecine s'était déclarée impuissante. Les résultats sont réconfortants*
« *au plus haut point.*

1. C'est bien venu à des admirateurs d'*Herzen* (page 40) d'avoir la folie des formules, quand cet auteur donne une idée si exacte de l'incohérence et de la banalité de la médecine !

2. Le courant E. C. V. « s'accepte » mais ne se « supporte » pas attendu qu'il doit être insensible.

3. Quel est donc le praticien qui peut tenir un tel langage dans un temps si court ?

4. On peut remarquer que chaque prosélyte se cantonne volontiers dans une certaine catégorie d'organes... L'addition faite par moi, arrive à démontrer que l'E. C. V. est la panacée universelle.

« * Croyez à toute mon admiration pour les services que vous
« rendez si modestement à l'humanité.

« Je suis sous votre courant une partie de la journée en travail-
« lant à la préparation d'un examen difficile. *Jamais de fatigue*
« *cérébrale, liberté d'esprit extraordinaire.* C'est merveilleux,

Docteur *L...*, à *B...*

Nota. — Quand l'humanité moins sotte, moins fugace, aura admis mes principes, nous verrons une transformation complète de nos intelligences ! L'homme remarquable deviendra génie, le génie deviendra *Dieu!* J'ai à cet égard, quelques exemples étonnants Hélas, une telle logique choque nos mœurs actuelles, et les choquera peut-être encore longtemps ! Et puis enfin, l'essai est par trop simple et le médecin trop écouté; son insuffisance intellectuelle (v. 3248-77) est encore dissimulée sous son titre ridiculement(1) accordé. Son incapacité notoire en toutes choses, par le fait qu'il se veut universel, s'impose en politique comme en médecine. On oublie *Tartempion* pour ne voir que le *Docteur* « idem » !

—o—

3061. « Je suis de plus en plus émerveillé des résultats que
« j'obtiens par votre méthode, et c'est surtout dans des cas où elle
« ne me paraît pas applicable que, l'essayant en désespoir de cause,
« je constate des guérisons qui me laissent rêveur.

« Un client qui me fait de fréquents *abcès de l'amygdale* mettant
« 10 jours et plus à mûrir, a été soulagé en 2 jours.

« Une *sciatique* datant de deux ans, fut guérie en 8 séances. Après
« la première application le malade a dormi, ce qu'il n'avait fait
« depuis des mois, et le 3e jour il est venu chez moi en bicyclette.

« Pour l'*ozone*, je soulage asthmatiques et emphysémateux en
« 3 séances.

« Pardonnez-moi toutes ces questions mais vous excuserez mon
« importunité, en raison de l'admiration que je ressens pour vous,
« surtout parce que vous êtes méconnu comme tout homme de

1. **Léon Daudet*, dans les « Morticoles », affirme que le plus incapable obtient quand même son titre de « Docteur ». Je connais des docteurs sans « bachot » n'ayant jamais vu un hôpital ou une autopsie, mais assez riches pour payer leur parchemin ! C'est triste.., et trop fréquent !

« génie qui pense en dehors de l'*Ecole et des lèche-pieds* (1), aux
« grands maîtres.

« Moi je constate des résultats merveilleux (2), voilà tout !
« Qu'ils répondent (3) ! »

Docteur *G. Boymier, à Saint-Vivien-du-Médoc (Gironde)*.

— o —

17064. « Continuation des émerveillements : Avec mon vieil « appareil de *Gaiffe*, mon appareil d'induction, mes deux petites « piles B. 121 et vos deux principes : *l'électricité est une — respecter « la sensibilité du sujet*, aidés de l'observation, *je fais des miracles* !

« Vous êtes peut-être, après tout, *Jésus de Nazareth*, et moi un « de vos apôtres. Alors ! ne leur avait-il pas passé le don de « guérir ?

126. « Avec mes meilleurs souhaits aussi sincères que tardifs.
« Que la *Fée* continue à vous combler de ses faveurs et de ses « inspirations et qu'elle vous fasse vivre encore de longues années « pour que vous puissiez la connaître et la faire connaître de plus « en plus. »

Docteur *Vérut, à Charly (Aisne)*.

LE CAS DU DOCTEUR CANCEL

*Ce fut après le major R... guéri d'une symphyse cardiaque l'un de mes plus beaux cas (4) !... et je ne pense pas pouvoir être accusé de répétition, quand toute ma vie, je le rappelerais à mes lecteurs.

1. Les « Morticoles » de *Daudet*, expliquent avec humour et fantaisie, cette expression consacrée.

2. Cela n'intéresse pas vos collègues, mon cher Docteur, l'*Ecole* les a envoûtés.

3. Voilà 10 ans que je les défie ! le Bien Public les laisse indifférents.

4. Kirchhoffer le maître d'armes fut non moins miraculeux, toute la science ayant échoué près de ce malheureux.

La Famille du Docteur CANCEL, de Montpellier

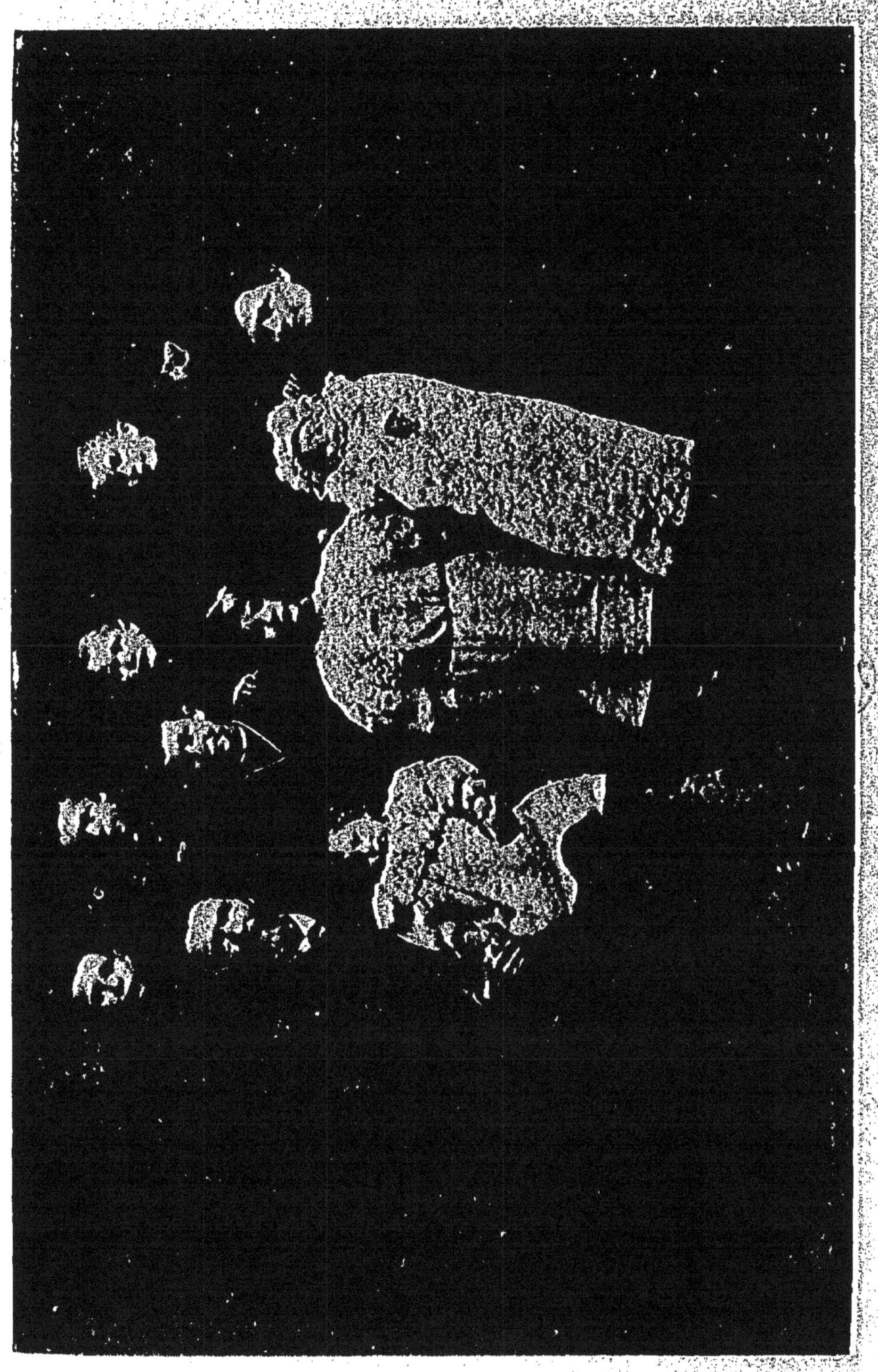

« Votre méthode, cher maître et ami, me rend la vie douce et « agréable. Remerciements et nos meilleurs vœux ».

Docteur CANCEL.

On peut lire cette relation dans mon dictionnaire médical. Le Docteur Cancel, la résume d'ailleurs ainsi : « Vingt « ans de colonies, état de santé tellement mauvais que « mes confrères me regardant avec épouvante s'éloignent « de moi.

« Hypertrophie du cœur, dite par les uns insuffisance « des valvules mitrales, par les autres de l'aorte (1) cœur « bondissant, puis mou comme une chique sans raison ; « essoufflement épouvantable, asthme cardiaque ; ané- « mique, albuminurique, neurasthénique. Aprés avoir été « un fort gaillard, me voilà au coin du feu, incapable de « satisfaire une clientèle (2), avec six enfants, leur mère « et pas de fortune. »

Le Docteur Cancel a essayé tout ce qui est connu. Il est désespéré !

Mon précis lui tombe dans les mains, il le comprend, l'apprécie, et en huit jours, amène sa santé à un point intéressant.

Il vécut en bonne santé, mais toujours sous l'œil du « chien de Berger » du courant E. C. V. Deux enfants naquirent depuis : ses nouvelles forces lui permirent de fonder une petite maison de produits spéciaux. La famille était sauvée et il pourrait aujourd'hui voir plusieurs de ses enfants au service de la Patrie.

—o—

1589. « Mon cher ami, me dit le Docteur *Noquet*, un ancien « client, je viens vous demander d'intervenir dans le traitement de « l'ouïe qui diminue chaque jour chez moi.

« J'ai fait de l'électricité, d'après mes livres, 4 m. a. (3) pendant « 5 minutes chaque jour sans aucun succès. »

1. O diagnostic, la plus belle palme de tous nos Pontifes !

2. Il faut que le public soit de bonne composition pour donner sa confiance à un homme si malade, véritable véhicule de l'impuissance médicale !

3. Nous retrouvons toujours la même preuve d'ignorance la même manie si bien stigmatisée par le Docteur Lafontaine page 58 *, de vouloir constituer un chiffre exact avec des facteurs variables à l'infini.

« J'ai appliqué le courant de votre appareil B 121 chaque matin « de 8 à 12 heures. Après 4 jours je me sens guéri. »

Docteur *Noquet*, ancien Spécialiste des oreilles et de la gorge, *Lille*.

« A ma question sur l'ignorance des maîtres. Tous nos livres me « répond-il n'indiquent l'électricité qu'à bout de tout ! « Toute la médecine est dans cet aveu d'ignorance. »

—o—

1668. « Je viens de trouver quelques feuilles d'un catalogue que « vous avez dû m'adresser autrefois et où il est traité de la méthode « E. C. V. Ces feuilles m'ont particulièrement intéressé. »

Henri T... Vétérinaire, *R...* (*Deux-Sèvres*).

—o—

1690. « Les malades que j'ai en traitement pour les *maux d'estomac* « *neurasthénie*, etc., vont bien. »

Docteur *V. R...* Pharmacien à *C...* (*Algérie*).

—o—

1665. « *D.* Vous êtes toujours le même il y a cependant longtemps « que je ne vous ai vu.

« *R.* Grâce au courant E. C. V. dis-je, en riant... Mais vous « en faites aussi docteur ?

« *D.* J'y ai la plus grande confiance, mais dans notre métier, on « ne peut le faire régulièrement !

« *R.* Mais la nuit dis-je, vous n'êtes pas constamment dehors !

« C'est vrai ! Je n'y avais pas songé (1) !... et cependant, j'ai eu « un succès magnifique chez une *cardiaque* que j'avais condamnée ; « elle s'est admirablement rétablie. »

Docteur *M...*, *à N...* (*Nièvre*).

—o—

1806. « Votre appareil me rend de sensibles services je l'ai « conseillé à cinq personnes de mon entourage qui en sont « satisfaites. »

Docteur *D... Le M...* (*Dordogne*).

1. Le médecin sera toujours le même : routinier, distrait, je n'ai jamais eu de déboires qu'avec le médecin. C'est la bête noire de l'E. C. V. comme pratique personnelle (v. p. 180*).

1874. « J'ai sous la main deux paralysies faciales à traiter je vous « serais très obligé de me donner quelques bons conseils qui, toujours « clairs et compétents, me seront d'un excellent apport à mes « connaissances plus que vagues. »

Docteur *S. B... St R...* (*Allier*).

—o—

1768. « *Sciatique* personnelle guérie. Malade *obèse.* « En trois mois complètement changée. »

Docteur *C... Paris.*

—o—

2525. « Très heureux résultat dans une *pneumonie* chez une « malade fortement disposée à la tuberculose. »

Docteur *B... à P...* (*Charente Inférieure*).

—o—

2515. « Intervention heureuse avec votre concours chez une « malade devant être opérée pour une *occlusion intestinale.* »

Major de la caserne *M... Paris.*

—o—

2514. « Prend un appareil pour *occlusion*. Inexpérimenté, quoiqu'il « en dise, il eut un (1) insuccès. J'interviens avec lui : nous sau- « vons la malade.

Docteur *L... Paris.*

—o—

2506. « État général amélioré, reins devenus normaux, marche « redevenue vigoureuse ; je suis trompé (2) en bien. »

Docteur *D... à S ..* (*Nord*).

1. Ce médecin qui repousse mon concours, conseillé par son orgueil d'école qui l'oblige à se croire au courant de la question, avait seulement oublié de mouiller les électrodes ! A quoi tient la vie d'un malade et la bonne réputation d'un principe ! Le Docteur *L. G...*, page 53 *, constate la maladresse et l'ignorance du médecin.

2. Cette franchise fait bien voir que le Docteur n'a pas compris mon principe. *L. G...* traite de boutade, la réflexion très justifiée d'un Pontife à ses élèves : « Nous lisons beaucoup Messieurs, mais nous comprenons peu. » Il défend maladroitement une mauvaise cause (v. p. 186[1]).

2503. « Discussion avec le Doyen de la Faculté de *Nancy* à propos « d'une grosseur dans le ventre qu'il veut opérer. J'interviens avec « le traitement électrique : La tumeur (qui n'en était pas une) « disparaît. »(V. 3341-149.)

Docteur *R... à St D...* (*Vosges*).

—o—

2498. « J'ai eu des résultats remarquables, inespérés, pourrais-je « dire, dans des cas d'*atrophie de la pupille.* »

Docteur *P... S..., à A...* (*Vaucluse*).

—o—

2496. « Votre méthode a pleinement réussi chez une jeune fille « atteinte *d'albumine.* »

Docteur *R... C..., à G...* (*Landes*).

—o—

2458. « Faciès modifié, travail doublé, repos extraordinaire. « Toute la *famille soumise* à l'E. C. V. n'est jamais arrêtée !

« Sur quatre enfants, j'en avais toujours la moitié gardant la « maison, en hiver surtout, pour une indisposition quelconque. « Depuis que votre méthode est appliquée tout marche comme sur « roulettes ! C'est merveilleux. »

P... Vétérinaire à *Paris*, propagateur.

—o—

2421. « Remercie *Chardin*, dit le Docteur à son fils, guéri en « quelques heures d'une broncho-pneumonie rebelle (1) : c'est ton sauveur !

Docteur *S..., à St-M...* (*Seine*).

—o—

2032. « Jeune fille de 20 ans *Méningite* ou *tubercule cérébrale* : « Céphalée intense, agitation extraordinaire, vue baissant progres- « sivement jusqu'à la cécité complète ; constipation opiniâtre

1. ... Par la mère à laquelle j'ai rendu la santé, et qui applique le courant en cachette de son mari, lequel me déclare même après guérison ; si je l'avais connu je l'aurais empêché !... Quelle mentalité !... et le Docteur S... est un homme aimable, abordable, ce qui est assez rare dans ce milieu !

« diagnostic le plus sombre. Pendant 10 jours, (1) le courant E.C.V. « n'apporte aucun changement. Je maintiens l'application malgré « la famille. (2) Au bout de trois semaines, la vue apparaît « subitement ; la guérison suit. »

Docteur *P... à N... (Nièvre)*.

—o—

2400. « Vous promettez de si belles choses et à vrai dire, n'ayant « jamais été déçu (3) je suis tenté d'essayer chez des cardiaques. »

Docteur *P... D..., à V... (Nord)*.

—o—

2399. « Lu votre petite brochure 3862 avec beaucoup d'intérêt ».

Docteur *Ed. B..., à D... (Maine-et-Loire)*.

—o—

2389. « Je termine votre Précis et enthousiasmé par sa lecture, « étant moi-même peu classique, ce qui n'a pas nui à ma réussite « au contraire, je viens vous demander conseil ».

Docteur *V. S... à B... (Somme)*.

—o—

2387. « Depuis plus de 40 ans, j'ai pu appliquer les courants « forts et faibles, je suis pour ces derniers (4) ».

Docteur *F..., S...-S... (Loire)*.

1. J'ai démontré qu'une application devait être maintenue après la mort qui peut comme la maladie tromper le médecin.

2. La famille, les amis, sont les parasites les plus dangereux pour le malade. Le médecin ne sait rien, c'est entendu mais que savent-ils donc eux-mêmes !

Ces gens-là seraient le plus souvent incapables de donner le mal, en versant le poison au malade, et ils ne voient pas que le crime qu'ils commettent par leur sotte intervention est cent fois plus odieux ! Dans l'espèce la famille ne devrait-elle pas être traînée aux gémonies ?

3. Je ne me suis jamais trompé dans l'application de mon principe. Peut-être cette affirmation pouvant sembler prétentieuse quoique rigoureusement exacte, avait-elle été prise pour un paradoxe ?

4. Je fais voir p. 18, le danger de ces idées vagues, qui dénotent chez celui qui les émet l'ignorance la plus absolue du principe en cause. Le hasard, l'observation lui a fait une règle des « petits courants ». C'est tout ce qu'il sait !

2380. « J'ai vu à l'exposition de la Faculté de Médecine que vous « étiez auteur d'ouvrages sur l'électrothérapie aisément compré- « hensibles ».

Docteur *R. T...*, *Paris*.

—o—

2376. « Emu par vos publications, je veux essayer le courant « E. C. V. Dix jours après : je suis enchanté, m'écrit-il ».

Docteur *L...*, *H...* (*Seine-Inférieure*).

—o—

2237. « Et j'excuse sans les goûter dans vos ouvrages, ces « diatribes violentes, semblables, hélas ! à celles de Burggraeve, « contre tous ces malheureux praticiens qui ont des yeux et ne « voient pas et des oreilles sans entendre !

« J'estime que la profession médicale est déjà assez difficile (1) « sans qu'on vienne malgré toutes les raisons que donne l'injustice « du corps médical, démontrer au public qui ne le sait que trop, la « partialité et le parti-pris des pontifes et de leurs aides.

« Mon opinion est que, sans entrer dans tant de fureur (2), le « mieux est de faire droit son chemin dans la vérité en accumulant « les faits inattaquables et le sillon creusé s'élargira bientôt pour « devenir la grande voie où tous seront heureux de marcher vers « le véritable art (3). Celui de soulager et de guérir ».

Docteur *M...*, *Toulouse*.

—o—

2331. « Mon père va bien mieux de son *hémorragie cérébrale*. J'ai « quelques autres cas dont je vous donnerai les observations ».

Docteur *M...*, *à T...* (*Haute-Garonne*).

1. Mais à qui la faute ? Combien de vos collègues sont arrivés à la fortune par ma méthode E. C. V. Faites comme eux et surtout fuyez le méprisant syndicalisme médical qui achève sur votre esprit, l'œuvre néfaste de l'École ! (V. p. 171)

2. Vous ne me voyez donc pas, Docteur, souriant de plaisir, quand j'ai frappé au bon endroit ? Mes travaux sont un véritable passe-temps... Vous n'avez vraiment pas le don de seconde vue ! D'ailleurs Burggraeve restait encerclé par la drogue et n'en présentait aucune ayant comme mon principe E. C. V., une action universelle. Où est donc le mérite de modifier une ineptie ?

3. Je suis d'un avis tout opposé, moi : Il faut élaguer sans merci. Laisser faire est le malheur de notre époque, surtout quand le vice est greffé, comme dans l'espèce, sur un monstrueux orgueil (v. 3248-77).

3350. « *Satisfaction complète* ainsi que d'une amie que j'ai « conseillée. La méthode E. C. V. est parfaite ».

—o—

2199. « Votre méthode produit des *merveilles*. Ce fut par elle que « *Gautier* (1), spécialiste électricien guérit *Vanderblist*, à la merci « des chirurgiens. Je suis heureux d'apporter ce juste tribut à « votre génie persévérant ».

J..., *vétérinaire*, *à Paris*.

—o—

2139. « Je me trouve bien de vos appareils B 121/6 ».

Docteur *H... à C...* (*Nord*).

—o—

2131. « Toujours grand admirateur et propagateur de la mé- « thode E. C. V., ».

Docteur *M... à Paris*.

—o—

2125. « La complexité du *Précis* de *Bordier*, *Weill* et *tutti quanti* « est effrayante, en comparaison de votre méthode si simple et « si compréhensible ».

Docteur *L... à M...* (*Loiret*).

—o—

2091. « Je pense que dans ce cas encore *l'électricité sera le bon* « *chien de berger de l'économie* ». Mon client, comme trop de ses « pareils ne vient à l'électricité qu'en désespoir de cause ».

Docteur *Thiriet*, *à Vichy* (*Vosges*).

—o—

2089. « Madame *Dubois* va bien. La *circulation* se fait mieux et « le *muscle cardiaque* est régénéré ».

Docteur *P..... à F.....* (*Nord*).

1. Gautier fut avec Larrat le tamtam de l'électricité statique, que Morin qualifie si bien (page 45) ! Au moins Gautier a-t-il le mérite d'avoir reconnu son ignorance et son erreur. Un tel abandon après un tel enthousiasme, démontre péremptoirement l'absence de tout raisonnement.

2061. « Voici plusieurs appareils que je vous prends. *Je suis* « *toujours satisfait* de leur emploi ».

Docteur *B...*, *à M...* (*Loire-Inférieure*).

—o—

1258 « Je suis heureux (1) de vous annoncer la grande amélioration dans l'état de la malade qui a eu une *embolie cérébrale*. Je « suis presque certain que la malade se rétablira d'une façon inespérée. »

Docteur *T...*, *à V...* (*Vosges*).

—o—

1915. « Je suis *enchanté des deux appareils* que vous m'avez envoyés « pour paralysie infantile ».

Docteur *M...*, *à F...* (*Lot-et-Garonne*).

—o—

2033. « Toute une liste de guérisons diverses ».

Docteur *M...*, *à S-E...* (*Loire*).

—o—

1911. « J'ai lu vos *publications très combatives* mais qui ne me « déplaisent pas..., au contraire ».

Docteur *M...*, *à L...* (*Rhône*).

—o—

1850. « *Cécité* complète, *douleurs* atroces dans la tête, abandonné « par les oculistes et autres spécialistes. Guérison en 3 semaines ».

Docteur *S...*, *à S...* (*Puy-de-Dôme*).

—o—

1806. « Les six appareils commandés me donnent ainsi qu'à mes « malades, toute *satisfaction*.

—o—

1798. « Pour une jeune femme *souffrant du bas-ventre* avec état « général mauvais, que me conseillez-vous ? »

Docteur *C...*, *à P...* (*Côte-d'Or*).

1. Nombreux sont déjà les médecins qui ont compris et apprécié mes principes et s'y maintiennent par la constatation de leurs succès. Que penser des autres ?

1790. « Je fais toujours de l'*électricité avec le même succès*, mais « cela me demande trop de temps (1) et le résultat est trop immé-« diat, il faut reprendre la médecine générale ». (V. 3140-88).

Docteur *S...*, *Paris*.

—o—

1764 « Le traitement *d'ozone* a fait merveille ».

Docteur *L. P...*, *à F...* (*Aisne*).

—o—

1741. « Croyez-vous, mon cher maître, pouvoir par vos moyens « qui ont fait des miracles, me venir en aide efficacement ? »

Docteur *E. O ..*, *à L...* (*Charente*).

—o—

1731. « Je compte venir avec mon Client le Docteur M..., pour « voir si vous pouvez lui promettre une amélioration ».

Docteur *R...*, *à Paris*.

—o—

1726. « Mes douleurs de *goutte* ont complètement disparu après « quelques applications de votre pile ».

Docteur *P...*, *à J...* (*Manche*)

—o—

1715. « Ma malade a *retiré le plus grand bénéfice* de votre « appareil ».

Docteur *L. C...*, *à C...* (*Aude*).

—o—

2735. « Vous me reprochez presque de ne faire que peu d'élec-« tricité, *malgré des succès ininterrompus*, j'ai des clients qui ne « veulent ni voir ni entendre ».

Docteur *A. Thiriet*, *à Vichery* (*Vosges*).

1. La médecine n'hésite jamais entre son intérêt matériel et l'intérêt du malade... C'est un métier et rien de plus ! Le docteur S... est d'autant plus mal venu qu'il peut par le Principe E. C. V., concilier sa conscience et ses intérêts (v. p. 58*).

1648 « Quelle est la meilleure manière d'appliquer les électrodes.
« Combien de temps doivent durer les séances, etc. »

Docteur *L. D...*, *à M...* (*Landes*).

—o—

1641. « Le petit appareil B 121 acheté il y a trois ans, m'a « donné *plusieurs bons résultats* ».

Docteur *M...*, *à T...* (*Doubs*).

—o—

1637. « J'ai reçu en son temps votre *Précis* d'électricité médicale. « Je l'ai lu et relu avec *beaucoup d'intérêt*, mes idées sur ce point « étant conformes aux vôtres ».

Docteur *A...*, *à A...* (*Bouches-du-Rhône*).

—o—

1605. « Toujours *enchanté* des *résultats* obtenus avec votre élec- « tricité E. C. V.

« Les pharmaciens se plaignent par suite que mes ordonnances « sont rares et peu chargées en médicaments qui rapportent ».

Docteur *B...*, *à B...* (*Algérie*).

—o—

1578. « Avant de ne rien tenter, j'ai tenu à vous demander votre « avis, me rappelant toujours avec satisfaction les *bons conseils* que « vous m'avez donnés ».

Docteur *B...*, *à G...* (*Isère*).

—o—

1576. « Je suis content pour vous du *succès* que vous obtenez. « Il me faudrait un volume pour narrer toutes les observations que « j'ai recueillies avec votre principe ».

Docteur *S...*, *à S...* (*Puy-de-Dôme*).

—o—

1572. « Votre méthode a fait merveille dans un cas de *rétrécis- « sement congénital* du méat urinaire ».

Docteur *S...*, *à B...* (*Gironde*).

1554. « Adressez à ..... un appareil B 121, si pratique et si « commode, pour traiter une *hémiplégie* ».

Docteur *B*..., *à R*... (*Aveyron*).

—o—

1542. « Ma *jambe* va tout à fait bien (furoncles, abcès) et je « compte obtenir un aussi bon résultat chez une dame actuellement « au repos forcé ». (v. 1916-124).

Docteur *M*..., *à F*... (*Nord*)

—o—

1523. « J'ai déjà guéri deux *sciatiques* rebelles grâce à vos « conseils ; la lecture de votre Précis a achevé de me convaincre « que, comme vous le dites, l'électricité bien employée donne des « résultats étonnants ».

Docteur *G. L*..., *à B*... (*Jura*).

—o—

802. « Toujours attaché à votre idée, je tâche de la faire pénétrer « dans le public. Quant au corps médical, il sourit (1) et est plein de « sarcasmes ».

Docteur *G. R*..., *à A*... (*Maine-et-Loire*)

—o—

13703. « Je serais désireux d'avoir tous les renseignements sur « votre méthode personnelle dont j'ai eu l'occasion de constater les « excellents effets ».

Docteur *P. G*..., *à R*... (*Var*).

—o—

13460. « A la suite de la lecture de vos ouvrages, je brûle du « désir de faire de l'électricité sur moi-même. Je voudrais un « conseil (2) ».

Docteur *E. G*..., *à C*... (*Belgique*).

1. Sorte de calomnie à l'usage du sot ou de l'ignorant, de l'homme malhonnête enfin, qui peut ainsi dans un rictus grimaçant, causer le plus grand préjudice. Le médecin y est passé maître !

2. Encore un qui a lu sans comprendre (v. p. 186[1]).

13605. « Votre méthode m'a rendu les plus *grands services*. Vous « seriez donc bien aimable de me donner les quelques renseigne- « ments qui me manquent ».

Docteur *G...*, *à B...* (*Loire*).

—o—

12736. « J'ai reçu votre appareil, il m'a beaucoup intéressé je « vous en remercie vivement ».

Docteur *B...*, *à L...* (*Haute-Vienne*).

—o—

14160. « Depuis que je fais votre courant, mon *état général* est « très bon. Je vous ai envoyé d'autres commandes. Y a-t-il incon- « vénient à porter sa pile continuellement ? »

Docteur *E. D...*, *à M...* (*Landes*).

—o—

14273. « Je porte à votre connaissance que Monsieur de D... a « retiré de votre appareil le plus grand bénéfice pour son *estomac* ».

Docteur *A...*, *à A...* (*Aisne*).

—o—

15126. « Je dois vous avouer que je n'ai pas obtenu chez ce « malade tout l'effet désirable (1) ; mais l'autre, M. B..., s'en trouve « très bien. »

Docteur *E. B...*, *à P.*

—o—

15265. « Je fus appelé par une famille amie pour leur fillette « frappée de *méningite*. Le collègue la considérait comme perdue. « En deux jours, je l'ai sauvée, à la stupéfaction du collègue auquel « j'avais laissé ignorer l'application de l'E. C. V. (2) »

Docteur *R...*, *à P...*

1. Le plus souvent, l'insuccès vient du malade ou du médecin, qui, en présence d'un effet négatif, n'ont pas pris la peine d'en appeler à ma longue pratique. V. 2032-64.

2. Quelle mentalité ! Alors que la méningite donne au médecin la preuve constante de son ignorance et de son impuissance. Le docteur *R...* sacrifie les malades à venir, à la coupable manie de bluffer le collègue ! Dans tout autre métier, la divulgation d'un procédé glorieux est une manifestation toute spontanée de l'honnêteté.

15593. « Mon appareil continue à bien marcher. C'est le rêve.
« Le docteur *Sauval*, *d'Issoire*, obtient des *résultats parfaits* avec
« vos appareils. Nous en avons causé. »

Docteur *E. L...*, *à V...* (*Puy-de-Dôme*).

—o—

17108. « Je vous donne ces renseignements car dans le choix de
» l'appareil, je tiendrais que vous m'aidiez de votre *grande expé-*
« *rience.* Je possède votre appareil faradique A 58. Si je m'en
« rapporte à votre Précis, le cœur, en mauvais état, relèverait
« plutôt des courants continus (voir p. 54*). »

Docteur *H. C...* *à S.-E...* (*Indre-et-Loire*).

—o—

2270. « L'application des *rayons X...* à la thérapeutique donne
« des *résultats déplorables* : il faut laisser la radiothérapie aux mains
« malhonnêtes (1) auxquelles tout est bon pour grossir la caisse
« Mon installation très complète m'a permis de tout expérimenter.
« Je ne me crois pas autorisé à intervenir de cette façon dans
« aucun cas. »

Docteur *S...*, spécialiste-électricien, *à Paris*.

—o—

3309. « L'un de mes clients voudrait faire usage de votre
« appareil. »

Docteur *J. D...*, *à A...* (*Pas-de-Calais*).

—o—

3185. « Les *rétrécissements* au nombre d'au moins trois ont été
« bien franchis. » (V. p. 52*, 3368-155).

Docteur *M...*, *à S...* (*Orne*).

—o—

3162. « J'ai soigné avec bons résultats une vieille *sciatique*. »

Docteur *L...*, *à B...* (*Jura*).

1. Notre Docteur est sévère mais juste ! Ne me racontait-il pas que plusieurs de ses collègues spécialistes ont pris la précaution d'assurances contre les accidents de leur malfaisante industrie, et l'un d'eux, Pontife des hôpitaux, s'est assuré à plusieurs compagnies, ce qui donne la mesure de sa mentalité et de ses projets ! Ah le joli monde !
(Voir les Observations *Morin*, page 44).

3307. « Dans le petit mot que vous m'avez écrit dernièrement, « en me retournant une pile que je vous avais prié de me faire « recharger, vous m'offrez tous les renseignements dont je puis « avoir besoin pour un cas fort *curieux* et *intéressant*, parce qu'il « n'est pas *classique* (les diagnostics portés le prouvent surabon- « damment) Le voici :

« A la suite de longues fatigues dues à ma profession, de « secousses violentes provoquées par l'auto sur des routes défon- « cées, j'ai éprouvé de violentes douleurs dans le côté gauche « ayant chaque fois le caractère de *colique néphrétique*... On a même « parlé d'*ataxie*. Sept crises survenues dans l'espace de 5 à 6 « semaines, m'ont fait descendre de 50 à 48 kilogs; la première « a pris naissance dans le pli de l'aine, au niveau du point où « l'uretère s'ouvre dans la vessie ; la deuxième a commencé dans « larégion du rein : la douleur suivant le *plus souvent* le trajet de « l'uretère, allait tantôt de bas en haut, tantôt dans le sens « contraire, c'est-à-dire de haut en bas, et *s'irradiait* chaque fois « dans tout le flanc gauche, qui restait tendu, douloureux, au « point que je ne pouvais plus marcher, ni même me coucher de « ce côte. Rentré en France, j'ai vu plusieurs confrères, qui tous « m'ont donné un *avis différent* (1), jusqu'à m'offrir très *généreuse-* « *ment l'ablation* (2) immédiate du rein gauche qui se *calcifiait* (3) « (sic).

« Pas d'*albumine*, pas de *sucre*, pas de *pus*. Mais, dès le début « de la maladie, des urines rares d'abord, pour augmenter progres- « sivement, suivant la quantité de boisson absorbée.

« Le hasard m'a mis en rapport avec Madame Grange, qui me « conseilla l'emploi des courants faibles; je n'hésitai pas à les « essayer tous les soirs pendant une moyenne de 6 heures. J'ai fait « à peu près 12 à 15 applications et crois avoir obtenu un bon « effet (B. 121 6 piles). »

Docteur *de C...*, *à M...* (*Hérault*).

1. Le diagnostic fut de tous temps le côté grotesque de la médecine et il faut vraiment que ce métier ait de fortes racines dans le Public, pour le voir survivre aux excès du médecin et de son ignorance... qu'il avoue d'ailleurs sans réserve.

2. *Poirier*, le « Morticole » digne de *Malasvon*, de *Daudet*, prétendait à plus de la moitié de ses recettes énormes, faites indûment dans ses opérations d'appendicite.

3. Il est surprenant que le docteur *de C...* n'ait pas été compté parmi les victimes ; cependant le qualificatif était bien trouvé !.. et les médecins se bluffent entre eux de si curieuse façon ! Les sottises qu'ils débitent sont vraiment extraordinaires !... Il faut bien dire quelque chose, mais l'avis de nos jardiniers serait bien plus sûr ! V. 3318-181.

3310. Le même : « Je vous accuse réception de la lettre explicative que vous avez bien voulu m'envoyer en réponse à la mienne. Je vais donc plus que jamais continuer l'électricité selon votre méthode, dont *j'éprouve le plus grand bien*. J'en suis si satisfait et j'ai si confiance que j'y soumets toute ma famille.

« Aussi, ayant pu me procurer ici plusieurs de vos appareils, je vous en envoie un troisième que je vous prie de me faire préparer pour ma fille ainée dont l'état général est assez défectueux. »

Docteur *de C... à M... (Hérault)*.

— o —

3121. « *Rhumatismes déformants, arthrite sèche, faillite des villes d'eaux et des drogues jugées par les faits.*

« En commençant ma lettre, je dois dire que depuis le 7 octobre nous avons appliqué votre appareil E. C. V. à la maladie de *Madame T...* et que depuis ce jour nous avons noté une *amélioration remarquable* ce dont nous sommes très satisfaits. Nous avons à ce jour, l'espoir que nous arriverons à une guérison complète.

« Je vous ai déjà indiqué quelle était la maladie : *rhumatisme déformant* (1) s'adressant à toutes les articulations sauf aux articulations du pied, mais très intense aux mains, aux bras et surtout aux genoux. Les *genoux* sont atteints *d'arthrite sèche* Le commencement de la maladie date de l'année 1902 et même antérieurement. Cette maladie débuta par le genou gauche et les médecins estimèrent qu'elle provenait de la *mauvaise circulation* (2). Depuis cette époque nous avons fait plusieurs traitements qui n'ont pas donné de résultats ; nous sommes allés pendant 9 ans à *Aix-les-Bains* (3) et 3 ans à *Barlarue*. La maladie quelquefois améliorée n'en a pas moins continué et ce genou gauche a fini par s'ankyloser. Pendant l'hiver 1914 qui fut très froid, *Madame T...* qui s'était fatiguée pour me donner des soins, fut prise au milieu de mars, (le 16, elle s'alita), du rhumatisme qui prit alors toutes les articulations, sauf celle du pied mais fortement les mains, les poignets et surtout les genoux et plus fortement encore

1. Affection devant laquelle la médecine est particulièrement impuissante : on en voit là la preuve !

2. C'est entendu ! Mais ces gens là auraient dû au moins trouver un agent de la circulation. Quelle malice à trouver qu'il fait jour quand le soleil luit, mais, même quand le médecin se trompe, ce qui est neuf fois sur dix, le Public, le collègue lui-même est satisfait !

3. Et pourtant, si l'on en croit les réclames de ces rendez-vous de la niaiserie humaine ce sont les plus réputées.

« le genou droit. Les médicaments (1) employés pendant les mois « de mars, avril, mai et juin, n'amènent aucun résultat ; il fut alors « décidé par les médecins consultants qu'on transporterait la malade « à (2) *Barlarue-les-Bains*.

« Ce séjour ne lui donna que des douleurs plus violentes (séjour « de 1 mois et demi). Le 15 août, nous quittons *Barlarue*, mais « aussitôt arrivés à *Cambons*, *Madame T*... fut encore plus fatiguée. « Par surcroit, fin janvier elle fut empoisonnée (3) par l'ingestion « de clovisses ce qui augmenta les douleurs rhumatismales.

« Depuis, elle fut encore traitée sans succès.

« Fin septembre, une amie de *Madame B*..., venant lui faire « visite, lui recommande votre appareil, en ayant bien soin de lui « dire qu'elle même en avait fait usage et s'en était très bien « trouvée.

« Pour l'application de l'appareil, nous avons pris trois heures de « la matinée. Les résultats ont été excellents. Nous avons fait sur « les onze applications, quatre générales et sept locales. Nous avons « eu pendant les journées et les nuits moins de douleurs, moins de « soubresauts dans les tendons, plus de sommeil, surtout dans les « trois dernières nuits et plus d'appétit (4). La malade est contente « et vous remercie de cette amélioration. »

Docteur *T*..., *à S*...-*L*...

* Ainsi ma méthode simpliste (v. 1916-167), mais appuyée sur un principe exact, mit en échec médecin, médecins consultants, médecins des Villes d'Eaux, les Eaux les plus réputées et alors qu'elle est placée entre les mains inexpertes et dangereuses du médecin que je considère comme son plus redoutable ennemi. (V. 1665-62).

C. C.

1. Misérables drogues ! Mais alors les annonces de 4e pages ne seraient donc pas vraies !

2. Je ne connais pas Barlarue, mais vraiment se déranger pour un tel résultat c'est mièvre !

3. Un cataclysme pour la stupide médecine !... un incident intéressant pour la méthode E. C. V. (v. 3246-77 *).

4. A-t-on bien retenu la moralité de cette observation ? Cette femme de médecin affreusement malade pendant des années, améliorée en 6 ou 8 jours par mon courant ! Il est vrai que les innommables praticiens mis en jeu prétendront que ce sont les effets tardifs des Eaux !... Que l'on me montre des mercantis plus vicieux !... Je n'en connais pas pour ma part.

3246. « Vous n'avez pas oublié, j'espère, depuis nos trente mois « de guerre, que je suis déjà un *vieil admirateur* (1) de votre « fameuse méthode, dont la pratique en clientèle, m'a donné de si « nombreux et merveilleux résultats ».

Docteur *Delalbre, à Terrasson, Dordogne,*
Médecin Aide-Major, Hôpital d'évacuation n° 2,
Neufchâteau (Vosges).

* Madame G..., *à Ayen (Corrèze), empoisonnée par la morsure d'un rat,* après avoir en vain consulté la science de *Brive* etautres lieux, s'adresse au Docteur *Delalbre,* qui la sauva (car elle était perdue, me dit le percepteur, son parent), établissant ainsi la puissance éliminatrice (2) du courant E. C. V.

C. C.

—o—

3248. « La sottise médicale est, à mon avis, bien plus question « morale qu'intellectuelle : il s'agit là d'un monstrueux orgueil « professionnel qui aveugle des esprits par ailleurs très ouverts. »

T..., Médecin major, à M...

1. Grand merci, mon cher Docteur, vous me faites éprouver un vif plaisir. J'espère que vous me continuerez votre préférence après guerre et votre estime toujours.

2. J'ai démontré, dans mon Dictionnaire médical, la Puissance éliminatrice du courant électrique E. C. V. J'ai dit « que le courant n'admettait pas d'éléments pathogéniques dans l'économie. Les observations concernant la guérison des plaies, reposent sur le même principe. Avis au complexe *Carrel,* si visiblement à côté de tout principe ! (V. 3056-133).

La Chirurgie

En traitant de la médecine, j'ai pensé à la chirurgie : c'est la même boutique. le même boniment, accentué encore par un étalage d'instruments et d'idées dont la première impression fascine le client et endort ses facultés de défense (1).

C'est le grand commerce ! Importation et exportation (2).

C'est la dichotomie dans toute la splendeur (3) du « traitement des blanches et des blancs » (4). C'est l'abus flagrant de l'indifférence ou des faiblesses de l'Etat... (5). C'est l'apothéose du morticole !

1. *Tillaux* racontait dans son service de l'hôpital Beaujon : Qu'un jour, en Normandie, et tandis que *Mariaud*, son aide étalait sa ferraille nickelée (il s'agissait d'une tumeur fibreuse chez la fille d'un gros fermier...) Il avait interpellé le papa : Eh bien, père Un tel, qu'est-ce que vous dites de tout cela ? J' disions. j' disions qu' çà va nous coûter ben cher ! Notre bonhomme inoptisé, oubliait sa fille pour la note à payer.
— Or, *Tillaux* bien connu dans ces pays, comme Normand lui-même, était le brave *Debaise* de *Daudet*, c'est-à-dire une exception, dans son monde... un honnête homme !

2. Les étudiants étrangers sont particulièrement choyés et mijotés par nos maîtres... toujours bien orientés... Ils songent à l'exportation !

3. Le chirurgien commet chaque jour des infamies sous prétexte de cette triste dychotomie, combinaison qu'il reconnaît d'ailleurs ouvertement... et imprudemment.

4. J'ai dans mes archives l'histoire du docteur *B*..., débiteur insolvable et qui un jour me surprend en m'exhibant des petits bleus gênés entre ses doigts peu entraînés dans ce sens... Je fus payé ! Voilà !... me dit-il, *P*..., a opéré une femme rue Rochechouart, d'une tumeur qui n'était autre qu'un fœtus. Soixante-quinze louis pour mon silence !
Il fallait que *Malasvon* fut bien embêté, qu'en dites-vous *Daudet* ?

5. L'Etat !! Quel gaffeur ! Ah ! *Daudet* : tu connaissais bien ton *Malasvon* !

C'est la méconnaissance absolue des rapports humanitaires entre le négociant et la victime (v. 1962-84).

Dans le plus grand nombre des cas, l'intervention du courant E. C. V. remplacerait avantageusement la science ?... du chirurgien, et c'est sans doute pour cette raison que celui-ci, prudent comme tout mercanti, étale la prétention de ne rien connaître de l'électricité !... (1) De là à la desservir le pas est vite franchi !

1. Principalement dans l'appendicite.

Le Pharmacien

Nombreux sont les pharmaciens qui appliquent ma méthode avec un enthousiasme éloquent, mais comme nombreux aussi sont les pharmaciens servant simplement d'intermédiaires entre médecins, malades et ma maison, je n'ai pas crû devoir faire paraître l'interminable liste de leurs observations.

Le pharmacien est souvent victime de son métier : station prolongée debout, intoxication fatale par les drogues qu'il manipule : aussi un grand nombre ne deviennent-ils propagateurs de ma Méthode qu'après l'avoir expérimentée sur eux-mêmes, d'où leurs succès et leur enthousiasme.

* Si le pharmacien n'était pas gêné par le médecin, un vrai garde-chiourme pour ce malheureux, il serait mon meilleur propagateur ; mais le tyran, ennemi, qui le traite avec une supériorité contestable, bien ridicule hélas, le guette et lui impose par la menace même son opinion (1).

Il doit donc se contenter de corriger les nombreuses erreurs de son savant docteur... en lui réservant sa petite remise sur les drogues au moins inutiles qu'il fait avaler au patient (voir p. 171 syndicats).

L'un d'eux, cependant, plus particulièrement enthousiaste, me fait faire une petite diversion.

M. Simonnet, s'offrant de lui-même par une communication toute spontanée, je m'empresse de le mettre en bonne place (v. n°s 3225-144 et 3060-136, qui sont son œuvre).

1. Le plus souvent, l'ignorance seule, l'envoûtement, est la cause principale de cette rigueur. Le médecin est tellement sot en face d'un appareil électrique qu'il craint toujours de voir sa fragile dignité, son plastron nul en apprêt, en butte aux réflexions du pharmacien, 90 fois sur 100 plus intelligent et toujours plus pratique.

M. SIMONNET

PHARMACIEN

LE PIZOU (DORDOGNE)

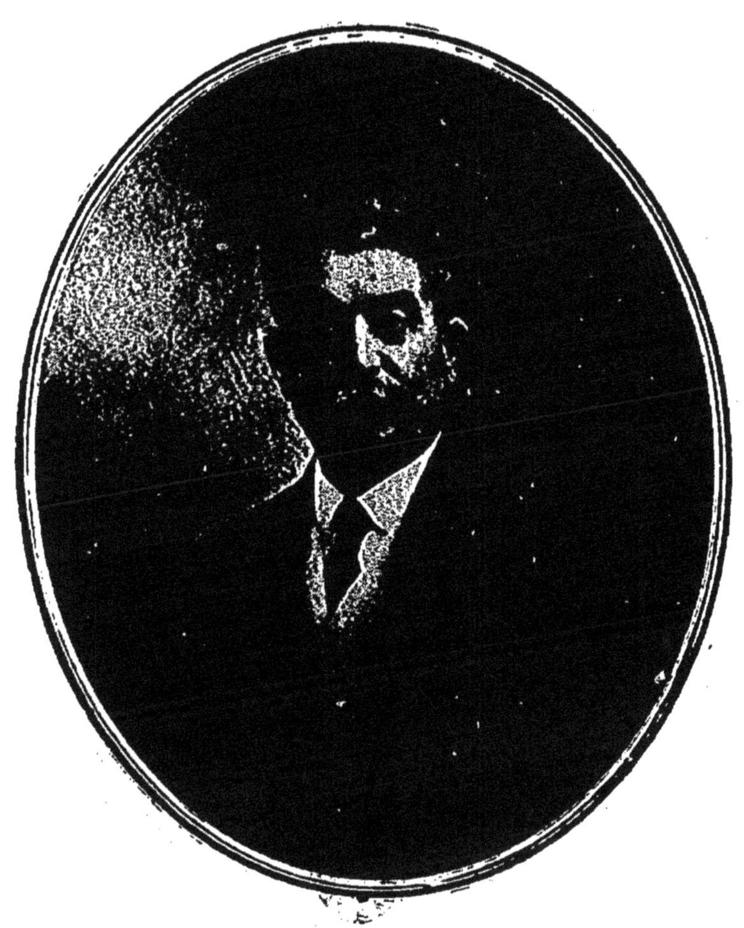

Fig. 1919-21

Propagateur de l'E. C. V.

(SES OBSERVATIONS SUIVENT)

3333. Mlle Aver..., fillette de 7 ans. Œdème de tout le corps, a été soignée par le courant E. C. V., le 24 août 1915.

M. Bene..., 50 ans, atteint de tuberculose du poumon ; ne pouvait se livrer à aucun travail; a commencé le traitement E. C. V. et les inhalations d'ozone le 28 août 1914, a repris son travail le 19 septembre suivant et n'a pas cessé depuis cette époque son travail d'agriculteur.

M. Lajeu..., 22 ans, jeune soldat réformé pour pleurésie chronique et bronchite chronique. A été soumis au courant E. C. V. et aux inhalations d'ozone du 28 janvier 1915 au 9 mars 1915. Ce jeune homme a subi quelques mois après la cessation de son traitement, l'examen de la Commission du Conseil de révision des réformés et a été pris bon. Remis au front, il a résisté, sans la moindre rechute, à toutes les fatigues des tranchées, où il lutte encore pour son pays.

Mme Puysa..., 30 ans, est soignée depuis deux ans par différents spécialistes pour une maladie de la moelle. Cette jeune femme a été soumise au traitement E. C. V., le 22 mars 1915 et ne l'a cessé qu'après guérison le 7 mai 1915.

Mme Pe..., 45 ans, congestion cérébrale et commencement d'hémiplégie a été guérie, en deux mois, par le courant E. C. V.

M. Val..., 30 ans, atteint de rétrécissement de l'urèthre, ne peut plus uriner que très difficilement. Soumis par mes soins à l'électrisation progressive du canal, le 1er mars 1915, est complètement guéri le 7 avril suivant.

Mlle Bech..., 20 ans, est atteinte de tuberculose du poumon ; ses frère et sœur sont morts victimes de cette maladie. Cette jeune fille est soumise au courant E C. V. et à l'ozone depuis le 8 octobre 1915 ; elle a cessé son traitement le 20 décembre suivant guérie. Depuis cette époque, elle n'a ressenti aucun des symptômes de la maladie, malgré les fatigues de sa profession agricole.

Mme Del..., 35 ans, est atteinte de bronchite et de faiblesse générale et ne peut plus se livrer au moindre travail. Soignée pendant deux ans sans amélioration. Elle a été soumise au courant E. C. V., elle est guérie et reprend ses occupations de cuisinière après deux mois de traitement.

*Mme L. Mou..., 30 ans, est affectée de phlébite profonde, l'affection est telle qu'elle a jusqu'à six syncopes par jour qui font craindre un dénouement fatal à brève échéance ; appelé auprès de la malade, je l'ai soumise au courant E. C. V. ; elle est complètement guérie.

Mme R..., 35 ans, comme la précédente.

Mme Lav. .. 30 ans, névrose du cœur très ancienne ; état très amélioré. Continue toujours son traitement.

* M. Rou..., 60 ans, a été atteint de congestion cérébrale qui lui a laissé un commencement d'hémiplégie du côté droit avec menace de la perte de l'œil droit. Guéri après 3 semaines de traitement.

Simonnet, pharmacien, Le Pizou (Dordogne).

Les Prêtres

Ces lettres, puisées dans un dossier de cent lettres diverses, toutes intéressantes, auront, j'espère, le pouvoir d'attirer vers l'électricité le prêtre, le médecin en second près du malade, question de sacerdoce à part (1).

La lettre nº 3267-89 est à méditer.

L'électricité peut être appliquée par tout le monde... et je dirai, surtout la mienne que le médecin condamne d'avance comme inefficace à cause de la faiblesse du courant et de la simplicité du principe... autant de qualités pour une méthode qui a comme essentielle prétention de pouvoir se trouver à l'aise dans les mains les moins préparées.

—o—

« Je me trouve très bien de votre appareil. Les maux de reins « ont disparu, la *constipation* est moins opiniâtre et le canal de « l'urètre semble très élargi. Je suis donc satisfait. Je lis avec « intérêt votre Précis et j'applaudis aux petites malices (2) lancées « contre les médecins. »

L'Abbé *F...*, à *T...* (*Hautes-Pyrénées*).

—o—

1796. « Agé de 55 ans, je souffre depuis environ 18 mois d'une « affection nerveuse appelée maladie de Parkinson.

1. Le traitement des malades étant surtout une question de tact, de bon sens, et, les Prêtres, les Sœurs de certains ordres, ayant l'esprit pratique de tous ceux qui font un métier par goût, par tempérament et non comme le médecin par calcul : mariage riche .. députation : Q. .M... (quinze mille) possèdent une expérience incontestable (v. 3277-89).

2. Le prêtre observateur a généralement la plus triste opinion du médecin dont il constate quotidiennement l'inexpérience, la fatuité, l'ignorance, les erreurs mortelles (v. 2464-87).

« Les *nuits* sont devenues meilleures : les *insomnies* ont presque « cessé ; les souffrances nerveuses de l'intestin et de l'estomac ont « diminué sensiblement ; les crises d'agitation sont moins fortes « et avec des intermittences de calme plus longues. »

L'Abbé *P*..., *curé-doyen* à *D*... (*Nord*).

—o—

1942. « L'*occlusion intestinale* dont je vous ai parlé a cédé aux « lavements électriques. Ce que le médecin, avec ses purgatifs « pendant 6 jours, n'a pu obtenir, je l'ai obtenu au bout d'un « quart d'heure et une véritable débâcle ! Vous vous rappelez que « le malade avait *80 ans !* et depuis 2 mois il préparait la crise. « La faculté admet ce fait, ne pouvant le nier, mais j'aurais voulu « que vous puissiez assister à la visite du médecin le mardi matin.

« Je riais in petto du bon tour joué à la science médicale (1).

« Le malade va très bien. Je continue le traitement avec l'appa« reil B 121.

« J'ai eu la preuve ces jours-ci, preuve indiscutable, que votre « méthode guérit le *cancer* (2).

L'Abbé *V*..., à *I*... (*Marne*).

—o—

1962. « J'ai reçu votre brochure dont je vous remercie très vive« ment, elle me fait entrevoir un espoir de guérison.

« Il y a trois ans que je souffre de cette affection et jusqu'ici « j'ai *hésité à me mettre entre les mains des bouchers* (3) *de la faculté* « pour subir une opération. J'ai confiance dans vos procédés (voir « 2084-85). »

L'Abbé *J*.. , *curé de S*ᵗ-*G*... (*Basses-Alpes*).

1. La Science médicale ! Ce que vous en voyez ici se répète à l'infini. Le médecin d'École ne connaît pas les choses les plus élémentaires du courant électrique. Combien de malades meurent faute de cette simple intervention ? (V. 2085-85 ; 2464-87.)

2. Mais c'est entendu ! .. c'est logique, conforme aux principes E. C. V., seulement je n'ai que des affirmations isolées et je ne puis me montrer avec la même autorité que dans tous les autres cas ! Si j'arrive jamais à réaliser un établissement E. C. V., c'est alors que nous en verrons de toutes couleurs (voir page 187).

3. Oh ! Monsieur le Curé, vous les connaissez donc bien, les chevaliers du bistouri ? et comme vous avez été bien inspiré ! Combien parmi vous doivent leur sort définitif prématuré, à la science de ces... bouchers ? dites-vous !...

1965. « J'ai lu dans votre brochure sur le maître d'armes « *Kirchhoffer*. Elle m'a paru aussi juste qu'elle est intéressante « Je vous ferai de la réclame. »

D..., curé de T... (Basses-Alpes).

—o—

2051. « Je viens vous dire ma *reconnaissance* pour l'efficacité de « votre traitement.

« Envoyez-moi des feuilles destinées à la propagande. »

L'Abbé *P..., vicaire P... Lyon.*

—o—

2084. « Je suis très satisfait de votre appareil ; ma santé s'est « beaucoup améliorée.

« Je souffrais, vous vous le rappelez, d'*albumine* et d'*angine* de « mauvaise nature pour laquelle j'avais pris 20 cm. cubes de « sérum, sans aucun résultat.

« Un an après je me plaignais des reins. J'ai eu à la face des « boutons d'où s'échappèrent du sang et des matières blanchâtres.

« Au mois de décembre dernier, j'ai eu un *fort vomissement de* « *sang noir* parti de l'estomac (v. p. 148).

« De plus, depuis 2 ans, mon *urine est assez chargée*. Mon urine « maintenant est claire et sans matière floconneuse. Le *gonflement* « *de la gorge* a disparu, les *boutons de la face* sont à peu près secs.

« Bref, je vous suis redevable de la santé et très reconnaissant « (voir la lettre 1962 ci-devant). »

J..., curé de S.-G... (Basses-Alpes).

— o —

2085. « M... était atteint d'une *occlusion intestinale* par ligature, « il se roulait sur son lit dans d'affreuses coliques de miserere. Deux « médecins restaient impuissants, malgré la morphine, la glace, « les lavements d'huile répétés. Ils parlaient d'une opération « absolument nécessaire.

« Prévenu par dépêche, je pus intervenir la veille du jour fixé « pour l'opération.

« Un premier lavement, 10 minutes, resta négatif.

« Un deuxième, 5 heures après, provoqua l'explosion de 5 ou 6 « vents formidables, et le malade reposa 3 heures.

« Le troisième, pris le lendemain matin, eut le même résultat.

« Le quatrième fut suivi d'une légère selle, le cinquième amena « la débâcle. Le malade était sauvé !

« Les deux médecins se sont montrés enchantés du résultat de

« leur médication (1). Je me demande si réellement ils y croient ?
« Ils avaient pourtant jugé l'opération nécessaire. »

Ant. C..., *pensionnat du C...*, à *B...* (*Saône-et-Loire*

—o—

M. *Chaize* fut mon plus grand propagateur. J'ai publié de lui, des centaines de cas les plus variés. Sous le coup d'une tuberculose acquise près d'un malade il se négliga et quand il manda mon secours, il était trop tard, sans doute, puisque j'échouai.

Cette observation, jointe à une autre personnelle, fait voir l'intérêt immense du malade à se mettre docilement sous mon autorité immédiate. L'état de maladie modifie le caractère de l'individu et abat son énergie. Il faut se défier de cet état et ne pas attendre qu'il s'aggrave.

—o—

2165. « Je vous dirai tout simplement que vos *idées m'intéressent* « *vivement*, j'ai été moi-même *témoin de cures prodigieuses* (2) sur « des sujets abandonnés par la médecine et la pharmacopée clas- « siques, voire même sur des animaux, ce qui prouve que le facteur « de ces guérisons n'est pas l'imagination.

« Je désirerais connaître un peu plus vos idées qui sont merveil- « leusement simples, votre méthode que je dirais géniale. »

L'Abbé *M...*, *vicaire* à *R...* (*Saône-et-Loire*).

—o—

2196. « Je n'ai pas pu décider M. Wister ; son médecin lui a

1. Que disais-je donc que le prêtre devait avoir des occasions fréquentes d'observations ? Au moins, contrairement au médecin, il en tient compte, se donne la peine d'en analyser les détails et de conclure. Dans l'espèce, le médecin s'en tirerait par la suggestion et se contenterait de laisser retomber sur lui. la cloche de verre qualifiée qui le sépare du monde intellectuel.

2. L'observation qui se présente comme une boutade d'homme d'esprit est des plus sérieuses : le médecin est tellement ignorant, tellement infatué de son titre qu'il ne peut même comprendre son impuissance et c'est à ce corps d'élite que l'on pourrait appliquer la devinette enfantine. Qu'y a-t-il de plus ignorant qu'un médecin ? Deux, trois, dix médecins : Le bluff les rend inconscients (v. 3248-77).

« défendu d'employer l'électricité, parce qu'un spécialiste-électricien
« médecin a abîmé une personne avec ses puissants courants (1).

L'Abb . *B*..., à *T*...

—o—

2266. « J'ai le plaisir de vous faire savoir que je commence à « sentir une *amélioration sérieuse* dans mon état général.

« J'ai vu de nombreux confrères (2) qui ne tarderont pas à vous « demander votre pile.

« Je continuerai ma propagande par pitié pour les pauvres « infirmes (3) qui traînent une existence misérable ».

L'Abbé *G*..., *curé de L*... (*Basses-Pyr*.)

—o—

2464. « Je me suis rendu ces jours-ci chez un moribond à Poissy. « Le *coma* avait cédé le pas à l'agonie.

« Si vous aviez un appareil de Chardin, dis-je à sa femme, je « vous sauverais votre mari.

« Ah monsieur ! il est abandonné par le médecin (4).

« A force d'insister, elle s'en procure un. Six heures après, le « malade était hors de danger. Il est allé vous remercier, « d'ailleurs, m'a-t-il dit.

« Vous avez raison, de dire qu'un être humain malade ne devrait « jamais être sans courant ».

L'Abbé *P*..., à *M*... (*Seine-et-Oise*).

—o—

2660. « Mon malade continue à avoir du mieux. Il reprend

1. Qu'ai-je dit par ailleurs ? Que nombre de gens maltraités par nos stupides spécialistes-électriciens, ne voulaient plus entendre parler d'électricité.

2. Les Prêtres, comme le Public, sont tellement pénétrés de l'impuissance et de la mauvaise foi de la médecine, que leur méfiance va jusqu'à l'injustice, quand il s'agit de l'E. C. V. Oui, certes, ainsi que le dit le curé de l'observation 3267-89, c'est la charité chrétienne qui régit l'E. C. V.

3. Comment ne pas adjoindre à la prière du chrétien, un moyen si simple de la rendre plus efficace ? Si l'électricité E. C. V. admet la drogue, elle admet, à plus forte raison, le réconfort moral avec lequel le miracle lui sera plus facile encore.

4. L'abandon du malade, du moribond, par le médecin, est un acte barbare et trop fréquent hélas ! Le médecin moins que personne a le droit de condamnation ; ne se trompe-t-il pas toujours !

« appétit. J'espère bien que ce ne sera pas un *cancer* comme le dit « le médecin »

L'Abbé *J.-M. B..*, *vicaire* à *M...* (*Saône-et-Loire*).

— o —

2665. « Vous devez être content de M. *Biargues*, instituteur, à qui « j'avais conseillé votre système. Après avoir été guéri de sa « *sciatique* en 23 jours, il a propagé la méthode et guéri plusieurs « personnes.

« Moi-même, je me sers toutes les nuits de la petite pile B 121 « et je m'en trouve très bien. »

L'Abbé *B...*, à *N...* (*Aude*).

— o —

3002. « Dans un cas *d'épilepsie*, j'ai employé tout ce que « l'homœopathie (1), que je pratique volontiers, met à ma dispo- « sition, sans aucun succès; le courant E. C. V. a, en 8 jours, « fait cesser toutes les crises et la guérison datant de plusieurs « semaines, paraît définitive.

« *Je suis émerveillé* (2) *des résultats que j'obtiens par votre mé-* « *thode* ».

L'Abbé *H. M...*, *curé de V...* (*Seine-et-Oise*).

— o —

3140. « Quelques médecins appliquent l'électricité avec peu de « succès. Mais ils ne veulent pas appliquer votre système cepen- « dant si parfait, parce qu'il est plus facile, plus lucratif de faire une « ordonnance de drogue. Il y a tant de compositions nouvelles « pharmaceutiques » (v. 1790-69).

L'Abbé *G...*, à *Ch...* (*Vendée*).

— o —

3145. « Je suis *fervent adepte* de la médecine électrique. Bien des « malheureux s'adressent à moi, abandonnés par le médecin ».

L'Abbé *P...*, *curé de B...* (*Cantal*).

1. Pauvre homœopathie ! Pourquoi repose-t-elle sur la drogue, dont l'emploi est si incertain ?

2. Il semblerait que l'axiome « Aide-toi, le Ciel t'aidera », ait été fait pour l'E. C. V., car celle ci, rend le résultat certain et par conséquent l'effort intéressant !

3277. « Je fais ou plutôt vous faites des *merveilles* avec votre « courant. Grâce à lui, je viens de calmer instantanément une « *névralgie du trijumeau* ancienne et très douloureuse ».

L'Abbé *F. R...*, *curé-doyen* à *S...-P...* (*Aude*).

—o—

3217. « J'ai eu à plusieurs reprises l'occasion de constater les « *effets bienfaisants* de votre méthode E. C. V. A mon tour, je fais « appel à votre dévouement ».

L'Abbé *P ...*, *curé-doyen* à *M*,.. (*Aveyron*).

—o—

3331. « Ayant entendu dire *tant de bien de vos appareils*, je « voudrais bien avoir votre catalogue ».

L'Abbé *B ...*, *curé des A...*, (*Aveyron*).

—o—

3267. « Je vous remercie de l'appareil que vous m'avez quasi « donné pour me permettre de soigner les malheureux.

« *J'ai trouvé dans votre méthode la vraie charité chrétienne.* Au lieu « de donner de l'argent, dont le mésusage hélas trop fréquent, ruine « la santé, je leur donne la santé elle-même, qui est en somme le « plus grand des biens !

« Je vous ai déjà placé un certain nombre d'appareils, ce n'est pas « fini ! *car tout le monde est satisfait.*

« Vous me demandez d'y intéresser mes confrères, je ne l'ose ! « Peut-être verraient-ils en cela un intérêt pécuniaire (1) mais je « désire de tout mon cœur, qu'ils soient attirés vers vous, le *Bon* « *Dieu* leur accorderait ainsi une grande faveur. »

L'Abbé *L. B...*, *curé doyen* à *L ..* (*Pyr.-Orientales*).

—o—

3508. « Tel malade, par exemple, cloué dans son lit ou sur sa « chaise, depuis deux ans, par une *sciatique double* (2), marche « aujourd'hui et travaille même, après deux mois d'application.

« Je ne m'attarderai pas à vous parler de plusieurs crises de

1. Combien il est regrettable pour ceux qui souffrent que des considérations de cette nature interviennent lorsqu'il s'agit de les soulager !

2. Supériorité de l'E. C. V. sur tous autres modes qui exigent un déplacement.
Et quelle sécurité de garder près de soi, le « chien de berger », si attentif, si actif.

« *rhumatismes* et de *névralgies dentaires*, guéries après dix minutes « d'application, pour vous citer deux cas des plus intéressants :

« Le premier, c'est une *névralgie du trijumeau, vieille de cinq ans*, « et arrivée à un tel paroxysme, qu'elle présentait tous les symptô« mes d'une méningite Après dix minutes d'application, avec + et « 4, la douleur aigüe disparaissait comme par enchantement, et « la malade n'en a conservé comme souvenir qu'une légère lour« deur de tête, qui a duré deux jours.

« Depuis plus de deux mois que la crise est passée, elle n'a plus « rien ressenti Au contraire, sa *dyspepsie*, suite de ses souffrances « et du mauvais état de ses dents, a disparu, et son état général, « grandement affaibli, est des plus satisfaisants, par suite des appli« cations nocturnes qu'elle continue.

« Le second cas est celui d'un enfant de 10 ans atteint d'après « un médecin, d'un *rhumatisme général*, et d'après un autre d'une « *paralysie infantile* (1).

« Le fait est que depuis deux mois, le mal avait tellement « empiré, que l'enfant déjà nerveux par tempérament, était *quasi-* « *fou*, par suite de ses insomnies et de la privation de nourriture. « Dès la première application, le malade recouvre le calme et le « sommeil. Le lendemain il demande à manger, alors qu'il refusait « même le lait !... Huit jours après, sa figure cadavérique est « transformée... Un mois après, il remue la jambe gauche, puis il « allonge la droite qui était ankylosée et enflée ainsi que le « ventre... Après deux mois et demi d'application, à + et 3, il « marche, appuyé il est vrai, sur deux béquilles qu'il abandonnera « bientôt, car il sent la force revenir dans ses jambes de jour en « jour.

« Et dire que le troisième médecin qui avait soigné l'enfant, « l'avait condamné (2) à bref délai !...

« Oui, Monsieur, *vous faites des merveilles avec votre méthode* ; et « vous méritez bien le titre de bienfaiteur de l'humanité souf« frante !... »

L'Abbé *F. T...*, *Curé* à *P...* (*Aude*).

1. Toujours des erreurs de diagnostic ! L'E. C. V. le supprime.

2. Toujours cette manie ! Est-ce donc au médecin à prononcer un tel pronostic ?

Les Militaires

L'emploi du courant E. C. V. pourrait dans l'espèce, rendre des services incommensurables. Mais hélas, il se heurte à la mauvaise volonté du médecin militaire qui ne trouverait pas en lui les démonstrations foraines de la médecine officielle.

Nous avons eu les *Apostoli*, les *Danion*.

Nous avons le torpillage *Vincent* admis par l'Académie. Le malade se défend, crie, hurle, meurt sous les coups de la science tapageuse et encombrante de ces pseudo-savants. Quelle gloire!... et c'est en vain que nous pourrions espérer d'attirer l'attention de ces fous furieux électrothérapeutiquement parlant (v. 3235-95).

—o—

638. « Très satisfait de mon appareil qui ne me quitte pas « d'ailleurs, Il m'a permis de faire un véritable *miracle*. Me trouvant « en visite dans ma famille, et en présence d'une cousine de 20 « ans sous le coup d'une attaque *d'urémie, et abandonnée des deux « pontifes consultants*, j'ai appliqué mon petit appareil et 6 ou 7 « heures après elle était sauvée.

« Vous la verrez elle veut absolument vous remercier. »

Commandant des *M*... en disponibilité, *Paris*.

—o—

1415. « Quelques-uns de mes amis qui possèdent votre appareil « s'en *trouvent si bien*, que j'en désire un. »

H..., *P*... Chef d'Escadron à *A*... (*Algérie*).

—o—

1652. « J'ai reçu *votre Précis je l'ai lu avec beaucoup d'attention*.

« J'en retiens deux affirmations : les méfaits des professionnels « de la médecine et le respect dû à la sensibilité du malade.

« Cette dernière n'est autre que la traduction du *Primum vivere* « *diende philosophari* (vivre d'abord, philosopher ensuite) (1) d'une « ancienne école trop négligée aujourd'hui. »

L .. Commandant d'artillerie, à *Paris*.

—o—

1751. « Je vais mieux, *j'éviterai probablement l'opération*. Je fais de « la propagande. »

Commandant *L*... à *V*... (*B.-du-Rhône*).

—o—

1755. « Toujours enchanté de votre traitement. Je *suis rajeuni* « *de 15 ans* (2). Malgré mes 75 ans, j'ai repris mes bains de rivière « dont j'ai toujours été très friand.

« Vous êtes mon bienfaiteur. »

Général *C*..., à *B*... (*Marne*).

—o—

1783. « En 1889 affection de la *prostate*, je suis découragé, je « pense au suicide, retenu seulement par mes idées religieuses.

« A 80 ans j'ai l'existence idéale, je suis débarrassé de toute « douleur, mais combien assidu à l'application du courant. »

Colonel *G*..., à *F*... (*Eure-et-Loir*).

—o—

1792. « L'emploi de l'électricité me donne satisfaction mais très « lentement (*hernies*).

« J'ai enfin le plaisir (3) de vous annoncer une amélioration « notable.

« Je vous en exprime tous mes remerciements. »

Lieutenant *D*..., *chasseurs à pied*.

—o—

1951. « Quant à moi, désireux de vous marquer ma reconnais- « sance et ma joie de guérir, je crie : *Si vous souffrez, guérissez-vous*.

1. Vertu Dieu ! mon cher Commandant, vous voudriez le cataclysme en médecine, devenue l'antipode de ce précepte !

2. La médecine se contente de dire au vieillard : « Il faut vivre avec son mal. » Là, comme ailleurs, l'École est au-dessous de tout ! (Voir mon Dictionnaire de médecine.)

3. Quand on est sûr de guérir, il faut savoir quelquefois être patient ! V. 2032-64).

« Si vous avez l'heureuse fortune de vous bien porter, sachez
« garder précieusement votre santé. Lisez Chardin, commentez-le,
« comprenez-le bien et, croyez-moi, vous serez heureux. »

D..., intendant militaire,
Officier de la Légion d'honneur, à P..

—o—

2010. « *L'hémiplégie* disparaît progressivement, le bras est beau-
« coup plus souple et les mouvements sont plus faciles. »

B..., garde-général des Eaux et Forêts, en congé.

—o—

2994. « *Que d'incrédules !* Que de gens qui prétendent que
« l'électricité est dangereuse, qu'on peut user ses organes, se désa-
« gréger et patati, patata !
« La patience et le temps aidant finiront par vaincre tous ces
« réfractaires.
« Quand vous aurez fait quelque brochure nouvelle, pensez à
« moi ».

Capitaine *Ricard, au Prytanée Militaire de La Flèche.*
(V. 3331-96).

—o—

2116. « *J'ai supprimé tous remèdes et je me trouve très bien du*
« *courant E. C. V.*
« Mon fils suit, sans succès, un traitement par l'électricité statique,
« le médecin électricien, auquel je parlai incidemment de votre
« appareil B 121, fut d'avis que votre principe et votre méthode
« étaient parfaits. Le gros inconvénient est que l'on pouvait mettre
« le feu au lit (1) par un court-circuit ».

Lieutenant *D...*, à *N...* (*Alpes-Maritimes*)

—o—

2127. « Ma santé est toujours excellente, alors que j'étais *Neuras-*
« *thénique*, déprimé au point d'abandonner ma carrière, de renoncer
« à un mariage rêvé. *Vous remontez les horloges de la vie !*

1. Le lecteur doit certainement rire de cette ânerie de la part du médecin se disant électricien. Tout est possible avec nos spécialistes. Les pauvres innocents sont hélas bien excusables !... Autrefois ils n'apprenaient rien à leur école, aujourd'hui ils apprennent mal !... le résultat est peut-être pire encore !

« Je vis dans un pays malsain au milieu de fiévreux, de thy-
« phoïques (1), sans avoir jamais éprouvé le moindre malaise. Mon
« *petit médecin, mon B 121, ne me quitte pas.* »

Capitaine *F..., du 5/5 Hendaye.*

—o—

2260. « Je me suis servi de la sonde hippique et de lavement « électrique dans un cas de *coliques graves chez un cheval* de grand « prix ; le résultat a été bon (2). »

Pl..., vétérinaire à *P...*

—o—

3023. « Voilà 11 jours que je me sers de votre appareil. La « *circulation* est meilleure. l'énergie revient, le *cerveau* est égale- « ment mieux, *l'inflammation du ventre a disparu.* Je m'aperçois que « je vous dois une fière chandelle car l'existence me paraît déjà tout « autre. »

S. R..., 35e d'Artillerie à pied.

—o—

2626. « Jeune homme réformé pour une *pleurésie* et une *pneumonie* « et considéré comme perdu, est au front depuis deux ans et il se « porte à merveille, quoiqu'ayant eu les pieds gelés (3) cet hiver ».

B... pharmacien à *D... (Corrèze).*

—o—

3062. « Le courant est peut-être un peu fort (B 121), mais « avant tout, pour le moment, *je tiens à ne pas me séparer de ma* « *pile* ».

Capitaine *P...,* à *G... (Doubs).*

—o—

3085. « Vous m'avez envoyé au commencement de novembre

1. Lire dans mon Dictionnaire médical, l'action de l'E. C. V. sur le microbe.

2. Combien d'animaux disparaissent ainsi de notre cheptel ! L'envoûtement des vétérinaires leur ignorance, leur routine, sont vraiment surprenants ! (v. 2785-57*).

3. Le soldat, dans la tranchée, porterait un appareil (rien ne s'y oppose car j'en ai déjà quelques trente exemples), il pourrait éviter bien des accidents, tous circulatoires (v. 3331-96.;

« 1913, un appareil dont j'ai usé d'une manière suivie et j'ai été « *très satisfait* des résultats obtenus. Je vous remercie. Envoyez- « moi quelques brochures, je les distribuerai pour rassurer les « infortunés ».

Commandant *N. C...*, à *S...* (*Oise*).

—o—

3146. « Nous avons ici, deux cas très intéressants :

« Un jeune soldat *totalement perdu* après une double opération du « trépan. — Un deuxième touché dans les *nerfs de la région cervi-* « *cale* par une balle Mauser.

« Tous deux présentent de grandes améliorations avec votre « système ».

E. S..., ambulance militaire de P... (*Loire-Inférieure*).

—o—

3235. « Je tiens à vous exprimer ma reconnaissance de votre « électricité.

« Blessé le 3 septembre 1914 d'un *éclat d'obus à la cuisse* qui « m'avait lésé le sciatique, je suis resté sans aucune amélioration « jusqu'en février 1915 supportant des douleurs terribles et inca- « pable de me tenir debout.

« A cette date, sur les conseils du Commandant *Gouilly*, j'ai « essayé votre traitement E. C. V. J'ai fait des applications de 12 à « 15 heures par jour avec une ou deux piles ; dès le premier jour « mes douleurs ont diminué, j'ai pu dormir avec votre appareil et « grâce à lui, avec cette restriction pourtant que j'étais obligé, « toutes les 5 ou 6 heures de cesser l'application sous peine de voir « les douleurs reprendre.

« Après un petit repos, je remettais l'appareil. Le traitement qui « m'a soulagé est le traitement général avec bandeau sur le front ; « le traitement local ne m'a pas produit d'amélioration sensible.

« Indépendamment de la diminution des douleurs, c'est lorsque « j'ai commencé le traitement que j'ai pu me tenir debout.

« Tous les traitements électriques que j'ai suivis dans les hôpi- « taux (1) n'ont fait qu'exaspérer mes souffrances.

« Je suis heureux de vous donner cette attestation, puisque je « crois que c'est à votre système que je dois d'avoir pu marcher et « reprendre du service.

1. C'est absolument logique ! mais l'Académie de médecine n'en a pas moins approuvé le major-torpilleur *Vincent* !... lequel je mets au défi d'expliquer scientifiquement sa conduite barbare J'espère avoir l'occasion dans l'avenir, de démontrer à la prudente Académie de médecine elle-même, son ignorance et sa turpitude ! (On se rappelle qu'elle a jugé à huis clos.)

« Vous pouvez vous servir de cette attestation comme vous l
« voudrez, en imprimant mon nom, si cela peut vous être utile.
« Je vous prie de recevoir, Monsieur, l'expression de mes senti
« ments respectueux et reconnaissants.

Lieutenant *Manessier, Convois automobiles.*

—o—

3242. « Votre pile me rend de *grands services* avec nos soldat
« blessés. »

Frère G. M. de T... de S...-M...

—o—

3222. « Je viens vous donner des nouvelles de votre apparei
« dont je me sers depuis le 20 de ce mois.
« Je vous dirai que ça m'a déjà donné du *mieux* J'ai confianc
« dans votre appareil qui me guérira entièrement. »

Eug. P..., 29ᵉ d inf., hop. S.-Pothin, à L...

—o—

3279. « Je puis vous dire que j'ai été *très satisfait de votre appa*
« *reil B 121*. Il m'a certainement rendu grand service; ma sant
« s'est beaucoup améliorée, quoi que je n'en aie jamais pu fair
« usage régulièrement et comme il aurait fallu, mais enfin, tan
« bien que mal, j'ai pu me rendre compte de ses effets. »

Louis P..., infirmier, hop. III, à A...

—o—

3281. « Mon médecin traitant ne m'autorise pas à faire usage d
« l'électricité comme traitement (1). »

A. G... 85ᵉ d'art. lourde, P...

—o—

Cher Monsieur Chardin,

3331. — 13 Mai 1916. — « Vous voyez si la crise du papie
« sévit sérieusement à l'heure actuelle et particulièrement en Orient
« en première ligne où je me trouve toujours avec mes zouaves (o
« voulez-vous qu'on mette autre part ces gaillards-là, si ce n'est e
« 1ʳᵉ ligne !)

1. Encore un savant qui serait bien embarrassé de donner la raiso qui le fait agir ! Refuser le secours de l'électricité ! C'est un comble !.. le combble de la bêtise ! il n'y a pas d'autre qualificatif ! (V. 3121-75

ELLE MANIFESTATION DU TALENT DE NOS MAITRES
et de la sûreté de leur diagnostic

Un Condamné sans délai !

Lire l'observation 3344-147

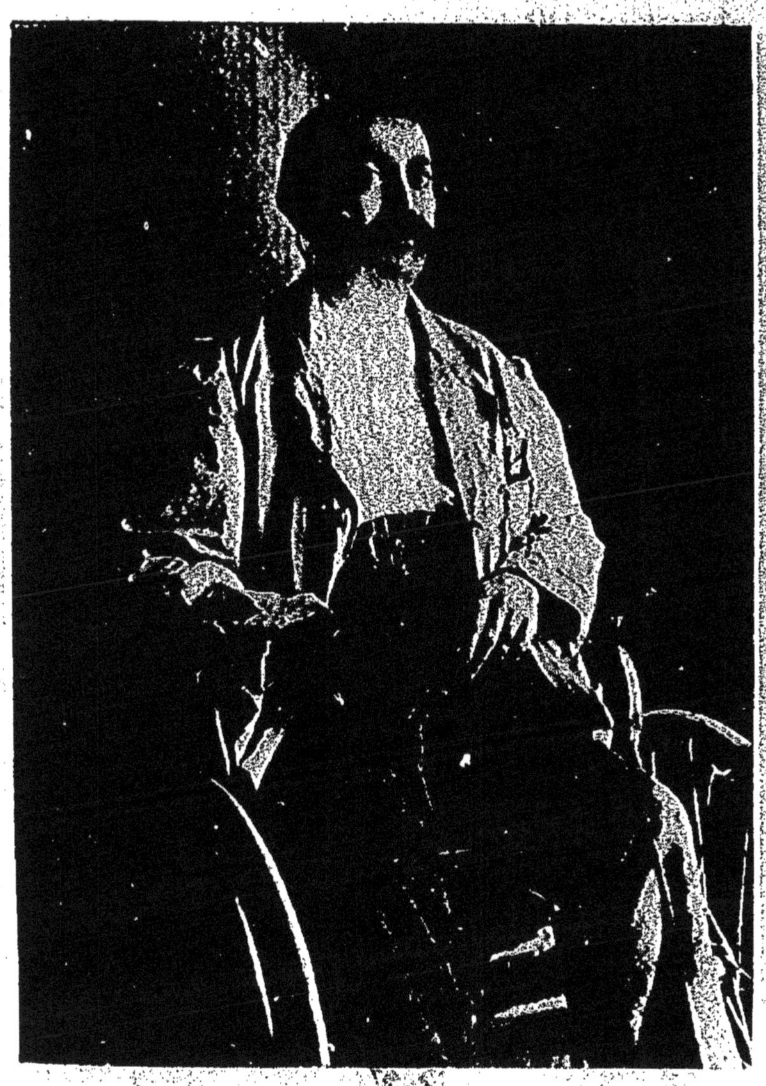

Fig. 1921-22

xemple démonstratif de la supériorité de mes Principes

« Venir au secours de la Nature »

« *Voyez ce qu'on peut faire avec un courant électrique qui vous « parcourt tout le corps* (1) :

« Extrait de l'Ordre Général n° 139, de l'Armée Française « d'Orient, en date du 12 avril 1917.

« Le général *G....*, commandant l'Armée Française d'Orient. « cite à l'Ordre de l'Armée, les militaires dont les noms suivent :

« 2e *Régiment de....*

« *Ricard Pierre*, chef de bataillon :

« Officier supérieur, d'un allant et d'une énergie peu communes. « A réussi par une marche audacieuse en pleine nuit à faire « prendre pied à son bataillon sur une position jugée inaccessible « jusqu'alors et dont les habitants du pays disent : « qui y va « l'hiver n'en revient pas ».

« A attiré snr lui des forces importantes Bulgares qui ont permis « le succès à sa droite. Contre-attaqué par deux fois, a infligé à « l'ennemi des pertes telles qu'il l'a arrêté. A maintenu sa pos tion « pendant trois jours et jusqu'à autre mission reçue, malgré une « tempête de neige terrible, à 2.500 mètres d'altitude (voir l'obser- « vation 2994-93).

Signé : *Général Grosselli.*

« *Nota* : En somme je n'ai fait que mon devoir de poilu bien « français. »

Commandant *Pierre Ricard*, 2e *Marche d'Afrique*, *Armée d'Orient*, *secteur* 503.

—o—

3336. « Le même. Dans ce maudit climat funeste avec son palu- « disme et que je supporte gaillardement, au grand ébahissement « de MM. les docteurs de tous les calibres : maîtres, demi-maîtres, « sous-maîtres, élèves-maîtres, qui cherchent en vain un sérum « contre ce paludisme. Eh bien na ! on s'en fait pas et grâce à votre « électricité. Dieu que les gens sont bêtes et entêtés ! ! Ouvrez les « yeux !

—o—

3290. « Dans une chute, pris sous mon cheval, j'ai eu les « muscles des jambes intéressés et une atrophie s'en est suivie.

« J'ai *entendu parler de votre appareil* et je viens m'en procurer « un. »

Capitaine *C...*, *chasseurs à cheval.*

1. Le commandant porte sa pile même le jour.

Le Public

Je me promets d'être sobre de commentaires dans les observations qui suivent, quoiqu'elles offrent des occasions fréquentes d'appeler l'attention du lecteur. Je serais entraîné trop loin !... J'ose espérer que le Public intéressé à sa santé, y suppléera par une lecture attentive (1) !

Certaines lettres ont été maintenues avec intention, dans leur intégrité, toute coupure en enlèverait l'intérêt.

J'ai voulu faire bien comprendre à tout le monde, *l'importance glorieuse de l'appareil E. C. V.* d'un prix minime, d'entretien nul, de durée considérable (2 ans à raison de douze heures par jour).

J'ai voulu en outre, établir la foi qu'il faut avoir dans l'appareil et qui donnera la patience nécessaire à un résultat se faisant attendre, pour une raison quelconque, inconnue le plus souvent.

Sans doute, le lecteur se fera comme moi, cette réflexion : Que si l'un de nos Pontifes présentait une telle diversité de guérisons merveilleuses, il deviendrait un *Dieu*, le *Pinacle* se montrerait insuffisant pour présenter au monde entier sa glorieuse personnalité !

Je ne suis pas docteur et ne voudrais pas l'être, même comme tant d'autres, au prix d'argent ou de lèche-pieds aux maîtres. Je craindrais que le titre seul me porte malheur, ne serait-ce seulement qu'en me donnant cet orgueil monstrueux (v. 3248-77), qui sert d'éteignoir à toute capacité !

1. Celle correspondance est choisie dans 11 volumes de 500 pages hacun (v. p. 107 (2)).

J'ai cette satisfaction d'être considéré par ce monde discutable, comme quantité négligeable, quelquefois même comme fou : c'est un bon appoint ! (v. p .165).

Je n'ai mis en cause qu'un seul de mes propagateurs... ils sont trop ! J'ai choisi celui dont les affirmations étaient le plus facile à contrôler. Cercoux est un pays de 1.600 âmes où tout le monde se connaît, et qui ne peut présenter aucun aléa.

Grande supériorité de la Méthode E. C. V. sur toutes les interventions connues visant la santé publique

La méthode E. C. V. s'applique chez soi, et cette application peut être confiée à n'importe qui, même à un enfant, à l'être le plus ignorant des choses scientifiques, sans jamais pouvoir provoquer un *incident* (v. p. 54*)... autre que l'amélioration d'un état pathologique ou sa guérison.

Elle peut intervenir *toujours* dans tous les cas dont ceux, paraissant les plus graves, quand bien même elle pourrait paraître contre-indiquée à un prosélyte timide ou modeste (v. 3061-59).

La médecine ordinaire présente des inconvénients trop connus : drogues, bains, hydrothérapie, cabinets des spécialistes pour que j'insiste.

Le miracle, tel qu'il est compris en *Saints-Lieux* est absolument aléatoire, soumis à des événements multiples qui excèdent l'intelligence et la puissance humaines. Si l'on comparait les chiffres des miraculés vrais (1) avec

1. C'est le point délicat de la question, car étant données les observations de la page 171, la garantie des médecins sur laquelle Lourdes s'appuie, ne peut inspirer la moindre confiance. Le médecin, je le prouve par des faits, se vend parchemin compris, avec la désinvolture du protégé hors contrôle grâce à l'Etat qui le couvre.

celui des pèlerins, le tant pour cent pourrait bien décourager les plus fervents ! La méthode E. C. V. peut affirmer du 90 pour 100.

En groupant les deux modes, le résultat ne manquerait pas d'être plus glorieux encore, car l'E. C. V. a fait ses preuves !

La médecine par la méthode E. C. V. concilie toutes les idées, respecte tous les principes. Elle est assez puissante, assez glorieuse pour supporter le rôle d'adjuvante, dans les combinaisons avec le mysticisme.

Pourquoi l'E. C. V. n'est-elle pas dans toutes les mains ?

La philanthropie qui s'appuie sur les grands principes chrétiens n'exige-t-elle pas, pour être sincère, de soulager tous ceux qui souffrent ?

Une observation personnelle intéressante (v. fig. 2).

3319. « Cadet de quatre enfants, j'ai vu mourir parents, frères « et sœurs, tous de bonne santé entre 45 et 55 ans.

« Je fus trachéotomisé vers l'année 1897, pour un œdeme de la « glotte. Or en 1906 j'étais interpellé par un médecin-client dans » les termes suivants :

« En ce qui touche votre méthode, je ne discute pas, mais ce « qui m'étonne bien plus que tout ce que vous pouvez m'en dire, « c'est vous-même ! Je vous ai vu il y a quatre ans, et je me suis « dit : Cet homme là est fini ; dans quelques mois, il aura avalé sa « langue. Et aujourd'hui je vous quitte en me disant : Que diable « cet homme a-t-il pu faire, pour opérer une volte-face aussi « remarquable !

« Je vous revois en 1916, vous avez, me dites-vous, 67 ans : pas « une ride, l'œil vif, l'intelligence des plus actives, j'en ai la « preuve par vos bombardements sans répit de notre forteresse « thérapeutique.

« Que s'est il donc passé !

« Après lui avoir exposé la situation ci-dessus au point de vue « de la longévité, je lui affirmai que je tenais cette vitalité excep- « tionnelle de l'emploi quotidien de mon courant E. C. V. dont « les premières applications remontaient à 1902.

« Mais il ne me donna pas le temps de finir, il me tourna le dos, « eut un mouvement d'épaules moins que poli, un sourire de

« quasi-pitié (1) qui disait : Pauvre Chardin ! Et moi, je pensais : « Pauvre Docteur ! ! (2) »

Ch. Chardin vivant et bien portant.

—o—

3314. « Voici quelques détails sur ma guérison par votre méthode « E. C. V. (v. fig. 19).

« Par suite de la mort de ma mère, j'avais deux ans à cette « époque, je fus privé de soins pendant toute mon enfance, je « souffrais beaucoup des *intestins* depuis l'âge le plus tendre, *débile* « *et d'une nervosité excessive* ; la vie fut un véritable calvaire pendant « toute ma jeunesse. J'eus la fièvre typhoïde à l'âge de 20 ans, et « à peine guéri, je partis pour mon service militaire dans la « cavalerie, ayant refusé d'être réformé. Quelques années plus « tard, à mon retour, je fus atteint d'appendicite, mais à ce moment, « ne connaissant pas l'électricité E. C. V., qui m'aurait guéri, je « fus opéré, après avoir souffert le martyre pendant plus d'un mois.

« La première opération, ayant, d'après les docteurs, laissé à « désirer, je dus subir, deux mois plus tard, une deuxième opéra- « tion, qui d'ailleurs, fut reconnue quelque temps après tout à fait « inutile, mais enfin, je m'étais laissé faire. Enfin en 1907, souffrant « toujours de constipation chronique, albuminurie et neurasthénie, « et les soins journaliers des médecins n'apportant point la moindre « amélioration à mon état, je me décidais à suivre le traitement « électrothérapique méthode E. C. V. de *Chardin*, avec lequel, « j'obtins un succès complet dans la guérison de ces maladies.

« Mes remerciements chaleureux à M. *Chardin*, le Créateur de « la méthode électrique la plus parfaite.

« Daignez agréer, M. *Chardin*, l'expression de mes sentiments « respectueux. »

Arsène Richard, quincaillier à Cercoux.

1. Le médecin est tellement déséquilibré, si monstrueusement orgueilleux, qu'il n'admet pas de voir vivre un sujet que l'Ecole a pris l'habitude de condamner.

*2. Souvent il m'est dit : « Pourquoi ne pas vous reposer, abandonner les affaires ? » On ignore sans doute les jouissances infinies que me font éprouver les succès de l'E. C. V., l'orgueil intime presque quotidiennement aiguillonné, par un cas rebel vaincu, une désespérance évanouie !

Et si je considère comme un espoir, la réalisation des vœux du Docteur *Verut*, c'est que je vois la continuation de cette grande lutte pour la santé et pour la vie de mes concitoyens !

M. Richard, apôtre. Son histoire.

Il a acquis, de ses propres deniers, un certain nombre d'appareils qu'il prête aux malades, aux incrédules, pour les convaincre. On le verra passant généreusement 30 nuits près d'un petit malade condamné par les médecins, qu'il a promis aux parents de guérir, et qu'il a guéri, en effet (v. 3312-125).

M. *Richard* a déjà soigné des malades venus des départements voisins, attirés par sa réputation qui se propage d'elle-même.

Serais-je dans le vrai, en prédisant que nous aurons un jour un Lourdes de l'Ouest français, sans mystères, sans calculs et sans médecins contrôleurs... avec un seul drapeau : l'Evidence par la vérité!

Si *Richard* était *Docteur* (1), comme le *Docteur Sauvat d'Issoire*, il serait amené comme lui à transformer les prés et les bois en vastes salles de traitement où le monde entier se donnerait rendez-vous. Qui vivra verra!

—o—

2651. « Le fils de M. *L*..., chef de gare, âgé de 13 ans, et très « malade depuis plus d'un an, soigné sans le moindre résultat par « les médecins, car au contraire son état empirait de jour en jour, « le *cœur* était très malade, le *ventre*, les *parties génitales*, les *jambes*, « les *pieds* considérablement enflés, ne pouvant presque plus s'ali- « menter. Il était, il y a trois mois, considéré comme perdu par le « docteur *B*..., conseiller général, médecin de la Compagnie.

Ce docteur avait prévenu les parents que la mort était proche : « dans un délai de 2 jours, 3 jours au plus.

« J'ai appliqué votre méthode E. C. V. à ce petit agonisant ; il « y a trois mois de cela, et l'enfant va de mieux en mieux. Il y a « quelques jours, je me trouvais à la gare et M. *L*..., chef de gare, « me pria d'entrer dans son bureau ; quelle ne fut pas ma surprise

1. Longtemps encore, le Public croira au Docteur! Une routine aussi invétérée résiste même à une évidence quotidienne, quoique (le Dr *L*.. *G*... e dit p. 56*) le médecin marche visiblement vers l'erreur plutôt que vers la vérité.

« de voir le petit malade travaillant à établir des dossiers et des « états ! C'était une surprise agréable que le père m'avait ménagée. « L'enfant est encore faible et très pâle, et les jambes enflent encore « un peu ; mais quelle amélioration depuis trois mois ! Je vous « avoue qu'au début, le voyant si malade, je n'espérais guère la « guérison, je supposais que j'intervenais trop tard, et pas du « tout ! .. C'est miraculeux !...

« Il y a un mois environ, le docteur B... vint voir un malade ; « il apprit avec étonnement que l'enfant du chef de gare n'était « pas mort, et pourtant il avait pronostiqué sa mort sous deux « jours, deux mois avant ! Pour en avoir le cœur net, il se « rendit auprès du petit malade, mais... Abomination !!! Que « vit-il ?... L'enfant sous le courant E. C V. !....

« Voilà notre médecin furieux, jurant, tempêtant et disant aux « parents qu'il ne remettrait jamais les pieds chez eux. Mme L..., « femme fort intelligente, répondit au docteur que la vie de son « enfant lui était plus précieuse que ses visites, et qu'elle aimait « autant qu'il ne revienne pas. J'ai trouvé cette attitude admirable, « d'autant plus qu'il y avait lieu de craindre des représailles de la « part de cet homme influent, médecin de la Compagnie et conseiller « général et dans l'intérêt de ce chef de gare, il vaudra mieux ne « pas publier cette histoire édifiante, afin d'éviter à ce modeste « fonctionnaire (1), chargé d'une nombreuse famille, quelque basse « vengeance qui lui ôterait son gagne-pain. »

A. Richard, à *Cercoux*.

Nota : Ce cas est tellement fréquent, qu'il me paraît indispensable de le faire connaître en y mettant toute la discrétion possible. Le « Morticole » en est toujours au même point !... recherchant la politique pour avoir une influence néfaste sur ses adversaires comme sur ses malades. — C. C.

A propos de ce qui précède

Je raconte dans mon précédent Précis, pareille folie

1. Le médecin est bien canaille ! je n'ai rien à apprendre à cet égard ; cependant, il se montrerait dans ce cas si monstrueux que je ne puis encore l'admettre. Satan, lui-même, reculerait devant une telle infamie !

Je pourrais citer tel médecin maire, conseiller général etc... de Seine-et-Oise, dont toute la clientèle reçoit comme prime le ruban d'Officier d'Académie. Ainsi s'arrête-t-on stupéfait devant de vulgaires négociants, des gargotiers, jardiniers, etc... portant fièrement cet insigne hélas si vilipendé ! Il faut voir le Conseil municipal ! Le vieux refrain, « Que c'est comme un bouquet... » vient incontinent sur les lèvres. Je tiens l'adresse à la disposition des ambitieux. Un ruban violet vaut bien la santé.

(on ne peut donner d'autre nom à ces manifestations antihumaines).

Mon petit neveu, habitant Rennes, a une rechute de broncho-pneumonie; le Docteur *L*.., ami du père, montre une telle inquiétude que les parents se décident à appliquer mon appareil. Le lendemain surprise du médecin qui s'est fait accompagner par son beau-père, médecin comme lui, pour constater l'état grave du poumon. Plus rien. Le beau-père croit même à une mauvaise farce de son gendre. Que s'est-il passé ?

Le père raconte son escapade.

Il reçoit une bourrade insolente et grossière à lui donner « l'envie de se cacher dans son fourreau de sabre ». L'Ecole peut au moins se vanter d'être Universelle !!!... comme bêtise et brutalité, car il faut bien remarquer que le Docteur *L*... n'avait aucune idée de la méthode E. C. V. et qu'il se trouvait en présence du fait acquis !

Au moins profitera-t-il de la leçon. cherchera-t-il à comprendre ce phénomène ? Jamais de la vie ! Il faudrait pour cela compter sans ses longues oreilles ! Il écoute sans entendre, il regarde sans voir, il lit sans comprendre !

Qu'en dites-vous, Docteur *L*... *G*... qui ne voyez que boutades dans ce que je glane dans la pratique de vos collègues envoûtés ?

—o—

3292. « Je vous remercie sincèrement de votre bon souvenir ;
« je suis en effet bien portant et supporte assez allègrement *mes*
« *85 ans*, au point de pouvoir diriger ma maison **tout seul,** sans
« le concours de mon fils prisonnier de guerre depuis 3 ans
« bientôt, ni de mon personnel de bureau depuis la guerre complè-
« tement mobilisé : je dirige deux industries : 1° une fabrique de
« caisses à la machine : 2° un établissement de conserves alimen-
« taires ; à certains moments, cent ouvriers. quatre contre-maîtres,
« sept téléphones dans mon cabinet et toute cette direction n'entraîne

« pour moi aucune fatigue, je le dois certainement à votre système
» de médication. Envoyez-moi votre nouvel ouvrage.
« Votre dévoué, »

F..., négociant à B...

Nota : M. *F...*, il y a 7 ou 8 ans, était artério-scléreux ; il avait essayé plusieurs traitements de savants réputés, sans succès, hélas ! Son état était précaire et les affaires lui devenaient lourdes. Déjà le docteur *L... G...* (voir page 53*) m'avait donné des renseignements intéressants. Cette lettre mit le comble à ma satisfaction.

—o—

3346. « Après avoir gardé le lit 5 mois, alors que je désespérais
« même de pouvoir jamais sortir en ville pour jouir de la vie, je
« me suis remis insensiblement et au bout d'un mois de traitement
« je me sens renaître à la vie. Depuis quinze jours je sors trois,
« quatre fois par semaine. Les premiers jours je rentrais un peu
« fatigué ; puis maintenant je ne suis plus fatigué du tout. Il me
« semble que je ne suis plus malade.
« Recevez, cher Monsieur, l'assurance de ma reconnaissance et
« de mon entier dévouement. »

E. B....., hôpital Saint-Pothin, salle n° 4, Lyon.

—o—

2751. « Je soussigné, *Octave Jacopy*, propriétaire à *Cercoux*, ai à
« cœur de déclarer à M. *Chardin*, que sa méthode E. C. V fut
« appliquée par M. *Richard* à feu mon père, atteint d'une très grave
« *affection cancéreuse* de la face et abandonné des médecins.
« Dès que l'électricité E. C. V. fut appliquée à notre cher malade
« les crises de souffrance terrifiantes qui le terrassaient depuis de
« longs mois disparurent ; le courant ayant été appliqué régulière-
« ment, les crises ne reparurent plus, le calme et le sommeil furent
« continuels ; l'agonie passa inaperçue et la mort fut très douce.
« La maladie était trop aggravée pour espérer une guérison,
« mais je ne saurais trop avoir de reconnaissance pour la méthode
« E. C. V. qui a tant adouci les derniers mois d'existence de mon
« père.
« En foi de quoi je délivre cette attestation dans un double but
« d'humanité et de reconnaissance. »

Note. — N'est-il pas logique de supposer que le courant E. C. V., qui agit victorieusement sur l'élément le plus actif du cancer, la douleur, peut bien prétendre agir sur tous les éléments pathogènes du cancer.

La présence d'une douleur, n'indique-t-elle pas d'après nos *Pontifes* (1) une inflammation et l'inflammation, d'après *Chardin* est un signe évident de circulation défectueuse; donc, le cancer tombe évidemment sous le coup de l'intervention du courant E. C. V.

V. 1942-84, d'un opérateur sérieux et sincère, qui vient confirmer mes prévisions.

Dans quelles circonstances pouvons-nous développer une action bienfaisante ? Là, réside toute la question ! Et pour la résoudre, il faudrait de nombreuses observations. Hélas, le cancer est entre les mains de guérisseurs spéciaux dont la réclame attire les malheureux. Il faut à ceux-ci des manipulations bruyantes, des pommades colorées, onguents répandus à profusion. Moins que d'autres malades, les cancéreux auront la patience et la foi en présence d'un moyen si simple de traitement.

Ah ! si je pouvais réaliser l'établissement dont je parle page 187, combien nous aurions là, encore, de succès à enregistrer !

—o—

2752. « Je soussigné, *Jean Villenave*, propriétaire à *Moreau*, « *commune de Cercoux*, suis heureux d'informer M. Chardin, ingé- « nieur-électricien, que ma femme immobilisée depuis quatre ans « par des rhumatismes noueux ayant fait d'*atroces souffrances* nuit « et jour qui la faisaient hurler, ne pouvant remuer aucun membre, « ni même la tête, les *mâchoires paralysées*, ne pouvant s'alimenter, « d'un *amaigrissement effrayant*, avec complications du côté de la « *matrice* et de la *vessie* dont elle souffrait atrocement, va actuelle-

1. On peut voir dans mon Dictionnaire médical, que jamais nos officiels n'ont su tirer parti d'une bonne idée. Ils nous disent que la terminaison « ite » indique une inflammation, mais ils ne savent pas en faire l'application. Pourquoi cancer, broncho-pneumonie, quand il est démontré que ces affections sont inflammatoires ? Pourquoi donc, anthrax et furonculose ? Quels pataugeurs !... quels ignares !... Comment en serait-il autrement !

« ment beaucoup mieux, l'amélioration est considérable, extraordi-
« naire grâce à l'application de la méthode *E. C. V.* de *Chardin* :
« l'amaigrissement a totalement disparu, la malade mange bien
« et a bon appétit, elle peut se lever et marcher avec des béquilles,
« ne ressent plus de souffrances de la vessie et de la matrice ; les
« nodosités de la tête ont disparu ; les crises ont disparu depuis
« trois mois. La malade reprend espoir et goût à la vie ; la gué-
« rison complète ne fait pas de doute. Le docteur *M.........* (1)
« qui a vu la malade a été émerveillé des résultats et l'a engagée à
« continuer le traitement *E. C. V.*, conseillé et appliqué par
« M. *Richard, de Cercoux.* »

—o—

2749. « Vous trouverez incluses quelques attestations, et lorsque,
« le cas échéant, vous en jugerez l'opportunité, je pourrai certaine-
« ment en obtenir une trentaine (2), peut-être davantage ; je dis
« peut être, en raison de la mentalité bizarre de quelques-uns
« parmi les malades, mais c'est le petit nombre.

« Une malade de 45 ans, Mme Jodeau à Chérac (Charente-
« Inférieure), depuis longtemps atteinte de chorée, à la *suite de*
« *couches*, ne pouvant presque pas marcher, et tout le corps agité de
» soubresauts désordonnés, totalement incapable de faire le moindre
« travail, déclarée incurable par *onze* médecins (3) qui l'avaient
« soignée sans résultat, va actuellement beaucoup mieux grâce à
« l'Electricité E. C. V. que je lui ai appliquée et qu'elle continue.

« Si je n'étais pas aussi surmené par mes occupations commer-
« ciales, je voudrais, par une propagande incessante, et par des
« guérisons sensationnelles, imposer votre méthode E. C. V. dans
« toute ma région jusqu'à Bordeaux, où j'ai même fait guérir des
» malades. Lorsque les faits crèvent les yeux, il faut bien se rendre
« à l'évidence (4) et s'incliner ; malheureusement, mon commerce
« me tient enchaîné, et je ne puis faire ce que je voudrais pour ce
« motif : manque de temps, hélas !

« Je reçois assez souvent des lettres de malades habitant des

1. Ce docteur est une exception ! Il faut la noter, non-seulement il n'ordonne pas de faire disparaître l'objet, mais encore il en conseille l'emploi !!! Une statue lui est due !...

2. Il me répugne à demander quoi que ce soit, je n'accepte et ne publie que les documents spontanés.

3. Résister à *Onze* médecins, prouve quand même une certaine vitalité.

4. Non, hélas ! Le malade ayant bien souvent ce raisonnement stupide : « Cela a réussi à Un tel, mais moi, ce n'est pas la même chose ! » Ou bien, incohérence humaine, il veut attendre la guérison de Un tel pour se décider. Or le plus souvent les deux cas ne sont pas comparables.

« contrées éloignées et me demandant une foule de détails, renseignements, même les plus futiles; inutile de dire que je réponds toujours et très longuement, avec force détails, et il arrive que cela ne suffit encore pas; on veut encore de nouveaux renseignements, ou bien on a éprouvé un échec dû à la maladresse souvent. Naturellement je me fais un devoir de répondre aussitôt en donnant toutes indications utiles et encouragements pour arriver au succès; mais il s'en trouve qui ont la compréhension très difficile, et si sceptiques, si vite découragés !... se faisant vite un malin plaisir de me glisser une insinuation méchante, que je relève d'ailleurs poliment (1) en envoyant de nouveaux renseignements; je ne m'en fâche pas.

« Je vous prie d'agréer, Monsieur, l'expression de mes sentiments respectueux ».

A. Richard, quincaillerie, Cercoux (Charente-Inférieure).

—o—

2106. « Je m'excuse d'avoir passé le délai que vous m'aviez fixé pour vous donner de mes nouvelles.

« Mon retard vient de ce que pendant les 15 premiers jours qui ont suivi la réception de votre *aimable et réconfortante lettre*, j'ai dû, pour des motifs divers indépendants de ma volonté, interrompre ou appliquer incomplètement le traitement.

« A la suite des conseils que vous avez bien voulu me donner sur la manière de profiter de votre méthode, vous avez ajouté : *Il faut éviter le bistouri, vous le pouvez !* (2) *Et je guéris en effet.*

« *Je guéris !!! Il m'est impossible de vous exprimer ce que ces deux mots renferment de surprises, de joie profonde et de reconnaissance envers vous.*

« Quand je songe que pendant plus d'un an, j'ai traîné ma pauvre misère et physique et morale dans maints cabinets médicaux (3), que tour à tour les médecins ont palpé, pressé, fouillé ce qui a été déclaré être finalement une *fistule et qu'il a suffi d'un traitement de 15 jours, d'après votre merveilleuse méthode, pour voir apparaître une amélioration qui tient du prodige*. Quand je songe à tout cela, à tous mes tourments, aux souffrances endurées,

1. Bravo pour mon disciple, il a la sagesse de ne retenir que ce qui est parfait. Décidément cet homme est extraordinaire !

2. Cette affirmation est un défi à la médecine mondiale. Elle confirme ce que j'ai déclaré souvent, que je n'avais pas besoin de voir un malade pour qu'il réussisse à se soigner et même à se guérir !

3. La voilà bien démontrée l'ignorance et l'insuffisance du médecin ... car la situation sociale du sujet fait penser qu'il a dû s'adresser à des maîtres !

« aux mille sujétions imposées par un mal ridicule et obsédant, « je me demande comment il peut se faire que des malheureux « souffrent encore, alors que vous êtes là pour les guérir !

« Je puis, sans difficulté maintenant, rester assis et je ne souffre « nullement d'une longue station dans cette position, alors qu'au« trefois j'étais obligé d'abord de prendre des précautions infinies « pour établir mon siège et ensuite une fois assis, il m'était diffi« cile de rester longtemps dans la même position.

« *Dès maintenant, je vous dois toute mon admiration pour votre « méthode si logique et si sûre, en même temps que si facile à mettre « en pratique et pour vos appareils si ingénieux et si facilement « utilisables.*

« Je vous exprime enfin ma bien vive reconnaissance pour « l'heureux changement que vous avez apporté dans mon existence, « en me donnant confiance et santé.

« Vous pouvez faire de ceci tel usage que vous jugerez utile; « je considère que c'est un devoir de signaler à ceux qui souffrent, « de quel côté existent véritablement des chances sérieuses de « guérison. »

Boudet, ingénieur en chef des Chemins de fer de l'Etat,
8, rue de la Bienfaisance, P...

P. S. — M. *Boudet* vint à la méthode malgré une résistance des plus vives des siens!... attiré par l'exemple de M. *Delahaye* (voir 3271-110), guéri lui-même miraculeusement par le courant E. C. V.

—o—

3256. « Je soussignée *Emma Nouguey*, née *Emma Raveaud*, âgée « de vingt-et-un ans, suis heureuse et me fais un devoir, à l'occa« sion de mon mariage, qui vient d'être célébré aujourd'hui avec « M. *Victor Nouguey*, de certifier que je dois le bonheur de cet « heureux jour à M. *Arsène Richard, de Cercoux*, qui, en juin der« nier, m'a sauvé la vie. (V. fig. 18).

« J'étais, à la suite d'entérite, atteinte de *péritonite*, j'avais des « vomissements fétides, mon ventre était très considérablement « enflé, à tel point qu'il m'était impossible de le toucher et de « ployer les cuisses, mes souffrances étaient atroces et les médecins « restaient impuissants à enrayer les progrès du mal.

« Désespérés, mes parents prièrent M. *Arsène Richard* d'inter« venir par l'électricité E. C. V. et dès le début des applications,

« mes douleurs s'apaisèrent comme par miracle; le soir même (1
« j'obtins un sommeil paisible qui dura toute la nuit, l'améliora
« tion grandit rapidement, jusqu'à la guérison complète de cett
« terrible maladie; mon mariage le prouve.

« J'ai à cœur d'écrire cette attestation dans un but charitabl
« pour mes semblables.

« Mes parents, mon mari, mon frère, témoins de ma guériso
« inespérée et désireux de la confirmer, signent avec moi ».

Cercoux, 11 septembre 1915.
Emma Nouguey, née Raveau.
Jean Raveau, Marie Raveau née de Baumard.
Victor Nouguey, André Raveau.

—o—

3266. « Dernièrement, j'ai eu l'occasion de conseiller votr
« appareil B. 121/6 pour le traitement des maux de gorge, asse
« fréquents en ce moment. J'ai obtenu d'excellents résultats (voi
« p. 80 ».

P. de C..., pharmacien, à L... (Seine-et-Oise).

—o—

3271. Cher Monsieur,

« J'ai un devoir sacré à remplir vis-à-vis de vous, devoir très
« agréable, puisqu'il s'agit de vous témoigner notre vive recon-
« naissance pour la guérison absolue de plusieurs membres de ma
« famille.

« Mon père souffrait depuis longtemps d'une fistule rebelle à tous
« les médicaments, et il n'y avait, paraît-il, que le bistouri qui
« pouvait le sauver, or à 64 ans une opération, si minime soit-elle
« en apparence, est souvent grosse de conséquences; nous refusâmes
« et nous eûmes recours à votre appareil B 121/6 indiqué par un
« ami de mon frère (M. *Latuner*, son chef de bureau). Les
« résultats en furent surprenants et conformes à vos prévisions.
« Non seulement, mon père guérit, mais tous les inconvénients
« qu'il ressentait avant l'application disparurent (digestions longues
« et difficiles, selles rares sans laxatifs, fatigues).

1. On ne remarquera jamais assez cette observation ? Cette malade, qui depuis des mois, vit dans la souffrance quotidienne et dans un désespoir complet et qui, en une nuit, voit le sommeil tranquille et l'espérance consolatrice. Est-ce que la médecine, si elle avait un semblant d'honnêteté ne devrait pas, par l'entremise des confrères locaux, faire tache d'huile d'un semblable principe ! Mais voilà : le principe a le défaut « d'être de *Chardin* tout seul », et celui plus grave peut-être de guérir trop vite. (Lire la lettre n° 1790-69).

« Ma mère, à son tour, fut prise d'une paralysie faciale, qui en « raison de son âge 68 ans, aurait pu être grave, là encore votre « appareil fit merveille et cette paralysie n'est plus maintenant « qu'un mauvais souvenir.

« Ma femme étant enceinte eut comme beaucoup de ses congé« nères une sciatique excessivement douloureuse, les médecins « consultés (trois dont deux à Bordeaux et un à Paris) déclarèrent « qu'elle ne disparaîtrait qu'avec l'enfant (1), or, quinze jours de « courant en eurent définitivement raison.

« J'ai également employé avec les mêmes succès le même « appareil pour mon bébé lorsqu'il faisait ses dents, ainsi que pour « des éruptions de boutons. Je recommande ces deux cas à ceux « qui prétendraient que l'électricité est dangereuse pour l'enfant. « (V. 1916-124; 3362-151.)

« Je n'entre pas dans d'autres détails puisque, quel que soit le « cas, le succès est toujours certain pourvu que l'on soit persévé« rant et que l'on sache appliquer l'appareil, ce qui est enfantin.

« Vous avez fait de moi, à votre insu, un vulgarisateur acharné « et cependant réfléchi de votre méthode et je ne voudrais pas que « des esprits mal intentionnés prennent pour de la réclame banale « ce qui est uniquement un témoignage de bien vive reconnais« sance.

« Cette lettre vous appartient et je vous laisse libre d'en disposer « pour le mieux être de tous ceux qui souffrent.

« Recevez, cher Monsieur, l'assurance de mes sentiments respec« tueux et dévoués. »

Alfred Delahaye,
3, place de l'Eglise, Saint-Cloud.
(Employé des chemins de fer de l'Etat).

—o—

P.-S. — « Je tiens à ajouter, pour l'esprit critique, qu'aucun « médicament, en aucun cas, n'est venu en aide à l'électricité. « Courant employé, bornes + et 1; pour mon bébé, bornes + et L.

Sont-ils donc exagérés, les malades qui montrent à leur

1. Quelle intelligence! Quel diagnostic! Quel pronostic! Ces maîtres doivent apprendre tout cela à l'Ecole du soir! Cependant, le Public les écoute! Je me rappelle un Ingénieur du Nord, discourant quotidiennement sur une maladie de son beau-père, jonglant avec une satisfaction marquée, avec les 37°, 39° du thermomètre, sans pouvoir toutefois préciser la cause du terrible mal d'oreille dont il s'agissait... Enfin, un jour il arrive tout illuminé par la science de son Docteur. Celui-ci ayant vu sortir du pus de l'oreille, avait conclu à un abcès!... Cet éminent artiste, fait au moins autant de politique que de médecine .. partout, son intellect s'impose!... L'Ingénieur comme le Public sont bien à plaindre!

appareil une amitié et une reconnaissance sans bornes ?

Sont-ils donc suggestionnés simplement quand ils prétendent avoir chez eux un médecin toujours prêt à intervenir, un médicament toujours opportun ?

C'est par M. Delahaye père, cité plus haut, que M. Boudet (v. 2106-108), me confie ses angoisses et son état.

C. C.

—o—

3275. « A la suite d'une attaque de grippe en octobre 1915, je « m'aperçus en janvier 1916 d'une grosseur comme une forte « noisette sur la poitrine juste au milieu, sur le sternum. Mon « médecin pronostiqua une lipomie; puis cette grosseur augmen- « tant, je vis un chirurgien qui diagnostiqua un abcès froid prove- « nant d une lésion du sternum (1). Je fus alors ponctionné et on « tira 250 grs. de pus environ. Cette opération fut répétée toutes » les semaines avec résultat 100 à 200 grs. de pus suivant le cas. » Je fus passer mai 1916 à Arcachon puis septembre en Bretagne, « sans grand résultat. J'avais aussi été très affaibli. Sur le conseil « d'amis, j'avais, en février 1916, acheté votre appareil B. 121, et « je dois dire qu'après un mois d'usage, mes forces étaient « revenues; mais ce n'est qu'en novembre 1916 que j'eus l'idée de « faire du traitement local (2), et très promptement, l'abcès qui « avait résisté à une quarantaine de ponctions se séchait et je crois « être maintenant guéri.

« Je continue néanmoins les applications locales et générales, « afin d'assurer la guérison; devant ce résultat inespéré, j'ai fait et « continuerai à faire le plus de propagande possible pour votre « traitement.

« Voici à titre de renseignements, les personnes à qui j'ai remis « vos brochures :..... »

S. M..., Paris.

—o—

1. Médecins et chirurgiens ne s'entendent généralement bien qu'au règlement des honoraires; autrement comme diagnostic, leurs erreurs sont si fréquentes qu'elles ne se remarquent même pas !

2 On voit combien j'ai raison de marteler la tête de mes sujets avec cette idée : soyez votre propre médecin ! Vous en saurez plus que quiconque. Je vous donne un remède d'une énergie incomparable, mais d'une innocuité absolue et d'une sécurité parfaite, usez-en sans arrière-pensée.

Un " Rescapé " de la Médecine

BRONCHO-PNEUMONIE DOUBLE, MÉNINGITE

Condamné par trois Médecins

Lire l'observation 3312-125

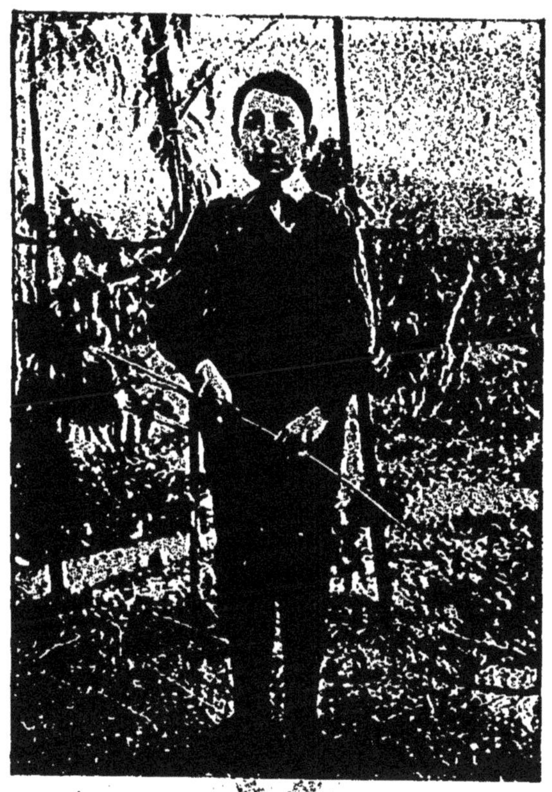

Fig. 1913-23

Soigné et sauvé

GRACE À

M. RICHARD, de Cercoux

3276. « Il y a déjà longtemps que je suis souffrante ; j'ai eu des « moments d'accalmie, mais depuis 5 ans, c'est la troisième crise « que je traverse et des crises qui me mettent à bout de forces « pendant de longs mois.

« J'ai vu tant de docteurs, dits célébrités médicales, et pris tant « de drogues (1) que je ne sais plus à quel saint me vouer. De ce côté-là, j'ai dépensé des sommes folles.

« J'ai grande confiance dans l'électricité et suis en possession de « votre appareil depuis 15 jours, mais j'aurais besoin de quelques « conseils et d'être guidée. C'est pour cela que je m'adresse à « vous, connaissant votre bonté inépuisable pour ceux qui souffrent.

« J'éprouve quelquefois de légers troubles en prenant l'appareil, « mais cela ne m'effraie pas, ayant fait : Haute Fréquence, statique, « effluves et le reste, chez les électriciens en renom (2).

Mme L..., Le P... (Seine).

—o—

3306. « En somme, personnellement, j'utilise toujours le courant « lorsque j'ai des malaises et ma femme agit *de même.* Il est à rap- « peler que celle-ci avait un abcès au poumon droit, il y a quelques- « années et que jamais elle n'a été *malade depuis* ! On dit toujours « que c'est un miracle (3), et certes, sans votre méthode et votre « emploi de l'ozone elle ne serait plus de ce monde. »

E. H..., à A... (Maine-et-Loire).

—o—

3305. « Je tiens à vous exprimer ma reconnaissance pour les « résultats obtenus grâce à l'excellence de votre méthode, à la « santé générale de ma mère, qui âgée de 79 ans, alitée depuis un « an, par une paralysie intestinale, d'une faiblesse extrême Après « trois ans de traitement par votre appareil, conseillé par le docteur

1. Phrase stéréotypée de tous les malades. Et comment peut-il exister des « Docteurs » qui droguent et d'autres qui ne droguent pas ? Il ressort évidemment de ce rapprochement une fantaisie coupable et dangereuse dans ce métier, sans principes, sans lois précises, logiques, abstraites. Quels est donc des deux groupes celui des ennemis de l'humanité ? (Voir p. 40.)

2. Où la « renommée » va-t-elle se fourvoyer ? Ah ! ils sont intéressants, ces médecins spécialistes en renom (v. p. 55*).

3. Pourquoi ce mot de « miracle » revient-il si souvent sous la plume de mes correspondants ? Y aurait-il donc lieu d'ajouter ce titre à tous ceux qui forment la gloire de ma méthode ?

« *Mothe, de Villeneuve-sur-Bellot* (*Seine et-Marne*), actuellement « mobilisé, elle est maintenant tout à fait remise, mange de tout « et peut sortir dans son jardin.

« Croyez, Monsieur, à toute notre reconnaissance et recevez « tous nos remerciements. »

M..., à *P*. .,

— o —

3289. « Cher Monsieur.

« Exposer si simplement que vous le faites votre méthode si « simple, n'est pas sans présenter quelques inconvénients, je « reconnais toutefois qu'il vous est difficile de changer de manière.

« Le principal inconvénient, c'est que le public lit vos principes « comme il lirait une réflexion de Chicot ou de d'Artagnan, alors « que chaque mot représente une formule et porte son enseigne- « ment.

« Quand vous êtes compris et admis, vous écrit un médecin, on « vous comprend toujours, » ce qui démontre bien qu'il faut un « certain travail intellectuel. Le public, lui, ne s'arrête pas pour si « peu ; il se compose un petit matériel, et le voilà s'électrisant !...

« Le résultat est le plus souvent déplorable, et des ennuis « multiples le dégoûtent vite de l'électricité.

« C'est ma propre histoire que je raconte, sauf que je ne m'en « suis pas tenu là, et que j'ai acquis un de vos appareils, dont je « n'ai que des louanges à vous adresser, et j'ai compris en voyant « tout l'ensemble de ce petit matériel si trompeur (car on s'ima- « gine volontiers qu'il sera le plus souvent impuissant) combien, « depuis ses lois jusqu'à leur application, vous avez dû travailler la « question.

« J'ai plusieurs clients en vue ; tous ceux que j'ai déjà outillés « sont enchantés.

« Je deviens un colosse de santé, moi si chétif, si fragile il y a « deux mois.

« Croyez à ma reconnaissance et à mon dévouement.

« Votre bien dévoué. »

H..., à *N...* (*Seine*)

—o—

1100. « Heureuse et reconnaissante, je viens vous annoncer que « mon enfant adoré, abandonné par les médecins (méningite « compliqué d'un état général mauvais dû à la mauvaise nourri- « ture) est maintenant grâce à vous, considéré comme sauvé. « Merci ! Merci !... Vous vous rappelerez de moi ? Je vous « demandai, en janvier, l'autorisation de m'adresser à vos Apôtres, « comme vous les appelez.

« La méningite trouve la médecine sans armes... Pourquoi les
« mères, qui souvent s'en montrent très préoccupées, ne vous
« connaissent-elles pas?... Pourquoi continuent-elle à montrer
« confiance à leur docteur ? Pourquoi ne se précipitent-elles pas
« vers les références que vous donnez si franchement?...

« Je souhaite de tout mon cœur que votre méthode soit de plus
« en plus populaire. Quels immenses services elle rendrait! Que
« de tourments, que d'angoisses elle préviendrait ! Une mère de
« famille devrait, comme vous le dites si raisonnablement, avoir
« toujours près de la main votre appareil B 121 !... son médecin !

« Agréez, Monsieur, toute l'expression de ma reconnaissance. »

Mme M.... S, à B...

—o—

3311. « Vous n'avez pas entendu parler de moi depuis longtemps
« et cependant j'ai bien des choses à vous raconter, car j'ai fait de
« votre méthode une grande consommation, vous avez dû le
« remarquer en constatant le nombre d'appareils que je vous ai
« fait expédier dans les derniers six mois.

« Un jour que j'aurai le temps, je vous dirai tout cela. Mais
« ayant appris par mon malade *Lagris* qui vous a vu à Paris, que
« vous aviez l'intention de faire un nouveau Précis, je veux vous
« faire connaître une observation capitale, dont vous ferez tel
« usage que vous voudrez.

« Le manque de chauffage, la rigueur et la durée de l'hiver, le
« peu de confort général dû au prix de la vie, ont amené de
« nombreux cataclysmes par congestion ; d'ailleurs, vous avez pu
« le voir dans les journaux en lisant les statistiques et les obser-
« vations.

« Eh bien ! les appareils demandés l'ont été en général pour
« ces congestions, et je dois vous dire que n'ai perdu aucun de
« mes malades, alors qu'il m'était facile de constater dans l'entou-
« rage, des cas identiques greffés sur des « malins » ou des indif-
« férents, amener la mort du sujet contaminé ; j'ai ainsi 23
« observations concluantes.

« A bientôt la liste complète.

L. G..., à S -G... (Seine-Inf.).

—o—

3316. « Je suis avec persévérance l'application de votre méthode
« et je ne puis que m'en féliciter, mais je serais heureux de
« recourir à vos bons conseils, ainsi que vous me les avez si
« obligeamment donnés il y a quatre ans.

« Votre méthode a fait merveille pour mon beau-frère, à qui

« je l'avais conseillée, dans un cas de *phlébite double*, grave, au « point qu'il a été repris dans le service armé en 1915 et a fait « campagne dans l'infanterie puis dans les chasseurs avant de « tomber en brave à l'attaque d'*Ablaincourt*, en octobre 1916 (voir « page 55*). »

G. B..., à S.-M... (Seine).

—o—

3320. « Pendant mon séjour dans le midi, j'ai été électrisé pour « ma névralgie du trijumeau par de grands spécialistes, fort « nombreux de Cannes et de Monte-Carlo.

« Ces électrisations consistaient à me placer sur un tabouret « métallique, avec un bonnet de feutre mouillé; sur la tête... Je « subissais pendant quelques minutes un courant terrible, qui « m'anéantissait, m'abrutissait, puis une dizaine d'étincelles longues « et bruyantes, partant du point malade, étincelles fort douloureuses, « complétaient ce supplice inutile car, en somme, comme compen- « sation à ces souffrances, je suis resté dans le même état, sinon « plus mal... et avec un dernier espoir en moins, car je cessai vite « ces séances dangereuses (je le sentais bien), et la confiance que « j'avais en l'électricité m'abandonnait (voir les observations nos « 3302-133, 3508-89).

« Je me trouve mieux avec votre courant si insignifiant en « apparence, et la confiance renaît. »

F..., à Paris.

Ainsi toujours, ces folies furieuses ! Ces dévergondages du bon sens !... Et le malade ne se rend pas compte des dangers auxquels il est exposé ! (voir page 44 le Professeur *Morin*, page 55* le Docteur *Lafond-Grellety*).

Monsieur *F*... sera guéri comme tant d'autres par mon pacifique courant, parce qu'il est écrit qu'il doit en être ainsi !... La persévérance subira une petite épreuve due au savant imbécile (1).

1. Encore un mot que mon critique va trouver déplacé, sans doute, mais parce qu'il est de la même Ecole que ce collègue intéressant et que le malade est leur denrée commerciale : le midi est infesté de cette engence, dont les exagérations dans l'intensité des courants n'ont d'autre but que de faire financer le malade, dût-il en crever ! La saison est courte et les loyers sont chers !...

Observation. — Dois-je faire remarquer une fois de plus, que tous ces cas sont soignés par moi, à distance, sans connaître le malade, sans diagnostic, avec pronostic certain, par le même appareil et la même application ?... Sauf quelques variantes issues de ma grande pratique, variantes qui peuvent surtout faire gagner du temps.

La médecine devient ainsi tellement simple qu'elle confond ces malheureux médecins perdus dans les complications inutiles de leur métier, affolés par leurs insuccès constants, rongés par le remords de gagner leur argent de façon si peu honnête.

La méthode E. C. V. est trop simple (v. 3289-114) et guérit trop vite et trop sûrement. Haro sur l'E. C. V !!

Bon public, tu es prévenu !

—o—

2301. « *Périostite* des plus tenaces exaspération de la douleur par « l'emploi des moyens ordinaires(1). En dix minutes du courant « E. C. V., douleur et sensibilité disparues ».

F..., dentiste à Paris.

—o—

2193. 11/7/16. « F..., a été fort éprouvé par la mort de sa femme « assassinée par les bourreaux opérateurs (2). *Sang tourné, anthrax,* « *phlegmon* au cou... Neuf entailles entre la boîte crânienne et les « deux épaules, pesait 117 kil., aujourd'hui 89 k. *Diabète*, maladie « *de foie, fistule à l'anus* (opérée), *hémorroïdes*. Toute la lyre. *Moral* « *très déprimé* ».

1. Peut être croira-t-on que les moyens ordinaires seront remplacés par l'E. C V. Jamais de la vie, les morticoles veillent!... Cette race abjecte existe partout!... et l'indifférence des autres, rend leur besogne facile!

2. Décidément nos prosélytes deviennent durs envers leurs anciens amis ! Arriveraient-ils comme leur maître, à mériter d'être accusé de manger couramment du médecin ?

2197. 25/7/16 *Le même.* « Diabète disparu, foie guéri (1), reste « l'entérite, son médecin P.., luj a dit qu'il pouvait trouver du « soulagement dans l'E. C. V. Mieux extraordinaire.

« Il est épatant, ce médecin, qu'en dites-vous ? ».

Labaye, à Bordeaux (*Apôtre*).

Certes, mais chut ! Les collègues et le Syndicat pourraient lui faire des misères; l'exemple est rare, défendons-le. (V. Syndicats et leurs règlements, p. 50*).

C. C.

—o—

2193. « Reconnu l'efficacité de votre méthode contre le surmenage je suis enchanté. »

R... Trésorier à *B*...

—o—

2194. « Pour avoir cessé votre courant j'ai connu à nouveau les « souffrances de ma jambe blessée, compliquée de plaies variqueuses. Mais j'ai confiance dans mon petit médecin (2) ».

—o—

2196. « Syphilitique 44 ans. Cerveau *paresseux*, *impuissance.* « *Paraplégique*, *impotence.* Toutes les médications inutiles.

« Depuis 25 jours : Amélioration générale, marche meilleure, « meilleur fonctionnement du cerveau. Appels génésiques inconnus « depuis 25 ans. Bon espoir. »

—o—

2197 (voir 3193). « *Femme excessivement nerveuse : chagrins* « *nombreux, cœur hypertrophié, idées noires.* En 8 jours, mieux « sensible. Application jour et nuit. »

1. La médecine est jugée ! Comment en effet, peut-elle prétendre ramener à l'état normal un état aussi tourmenté ? L'électricité E. C. V. seule, qui ne demande aucun sacrifice à l'organisme et qui vient au secours des divers organes compromis, peut avoir cette prétention... toujours justifiée d'ailleurs !

2. Lisez, incorrigibles malades, l'article « Electricité préventive » dans mon dictionnaire médical. Il vous dit entre autres choses : Puisque chaque jour vous faites votre nettoyage corporel pourquoi ne pas faire celui de votre économie ?

Ce dernier est pourtant moins ennuyeux que le premier. Mais voilà, nous sommes et restons routiniers, et l'intelligence reste elle-même passive.

2198. « Vous êtes convaincu que le meilleur médecin ne vaut
« pas cher. Hélas vous prêchez un converti. »

A..., Pharmacien (1) à *L...* (*Sarthe*).

- o—

2300. « Vos appareils B 121 et le lavement électrique (2) ont
« sauvé ma femme d'une mort certaine. »

—o -

2302. « *58 ans, artério-sclérose.* La médecine me conseille de
« prendre ma retraite d'instituteur. Après 6 semaines de traitement
« E. C. V. ma réponse au médecin fut : Santé satisfaisante. Il y a
« de cela 10 ans ; et la santé continue (3). »

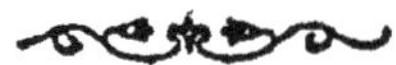

Deux Enfants soignés pour la Méningite : Deux succès.

(Voir la Fig. 25).

Conformément à leur habitude les savants se sont trompés ! Voilà donc à quoi tient la vie d'une créature humaine ! N'est-ce pas effroyable ?

Ce ne sont pas les seuls cas dans lesquels M. *Richard*

1. S'il m'était permis de publier les confessions des pharmaciens ! Ah ils connaissent bien les médecins !... Et leur opinion est invariable. Ils seraient mes meilleurs propagateurs- s'ils n'étaient sous la férule de ces énergumènes mercantiles et morticoles (voir p. 80*).

2. Le lavement électrique est généralement inconnu du médecin ; la frousse (voir p. 56*) les retient !... la foudre n'a pas plus d'ascendant sur leur esprit prime-sautier et anémié par l'École.

3. N'est ce pas une calamité de voir la médecine aussi sottement nuisible à l'humanité ! Pourquoi se permettre un avis un conseil, quand le médecin doit connaître sa profonde nullité ?... le silence lui est donc même impossible Triste débris d'une intistution vétuste et absurde !

de Cercoux est intervenu et toujours avec le même résultat.

Mais quoi, la médecine officielle en est encore à considérer cette affection comme incurable (1) et les sujets comme condamnés sans recours, et comment dans ces conditions l'intéresser avec ma méthode !

Que peut faire la perte d'un citoyen à ces « Morticoles (2) » ? N'ont-ils pas la même gloire à prédire la mort certaine ? Le valet d'écurie en ferait autant, c'est entendu, mais le Docteur sait que la famille le considérera presqu'autant que s'il eut sauvé le sujet... Il est si savant le Docteur ! D'ailleurs, il a eu soin d'accumuler ses sottises, en proclamant que l'enfant sauvé serait pour le moins idiot (3) et alors, les pauvres parents donnent leur préférence à la première solution et leur reconnaissance au Docteur qui le laisse mourir.

Mais de quel droit, cet ignorant, se permet-il ce jugement. N'a-t-il donc pas conscience de son incapacité ?

Hélas ce n'est pas encore toute la moralité de cette guérison.

On pourrait, en effet, penser que ces deux, trois médecins s'intéresseraient à ces guérisons inespérées de tous, sauf de leur maître M... *Richard*, négociant ? Jamais de la vie !

Leur propre enfant viendrait-il à être pris de ce mal soi-disant incurable qu'ils ne penseraient pas à la méthode E. C. V., ou s'ils y pensaient, ils ne voudraient pas y recourir. (V. 2651-102.)

1. La méningite cérébro spinale subirait le même sort, et dire que ces ?? (je ne sais comment les nommer), se refusent à un essai si simple. Ils sentent qu'ils seraient confondus et que leurs méthodes ne s'en relèveraient pas ! Mais en attendant, l'on meurt ! Aucune voix ne s'élèvera donc pas à côté de la mienne, pour forcer ces bandits à mieux considérer l'humanité !! (V. p. 152).

2. Lisez les « Morticoles » page 176, attachez-vous à *Foutange*, le médecin des fous, vous verrez de quelle mentalité l'École affuble ses élus !!

3. C'est vraiment pousser la monstrueuse ignorance et la fatuité un peu trop loin ! Ne pas même observer l'honneur du silence !

Ah ! ces envoûtés ne sont pas ambitieux dans leur art, encore moins susceptibles ! Le succès d'un simple négociant les laisse indifférents (1) !... C'est incroyable !

Mais vous, mères de famille, qui vivez dans la crainte de telles maladies, votre sentiment maternel ne vous incite-t-il pas à vous prémunir contre cette fatalité ? Ou alors, que faites-vous de l'amour maternel ?

Ce sentiment si noble qui est votre gloire, doit-il se laisser vaincre par l'influence néfaste d'un mauvais médecin ? Ne comprenez-vous pas la précaution indispensable qui s'impose à toute mère de famille véritablement soucieuse de la santé des siens : Avoir toujours près de soi, le bon médecin, le médecin B 121, qui peut vous sauver des pires situations ! (V. 3362-151 ; 2024-131 ; 3089-136 : 1100-114.)

—o—

2214 « Je soussigné *Etienne Thibault*, ébéniste à Paris, me fais « un devoir sacré, dans l'intérêt de l'humanité, d'affirmer que « Mme *Thibault*, née *Suzanne Moudioz*, ma femme, a été martyrisée « pendant de très longues années par une *maladie* très grave et « très douloureuse qui ne *fut jamais diagnostiquée avec certitude* « *par les professeurs de médecine* qui la soignèrent premièrement à « l'hôpital *Saint-André à Bordeaux* où les docteurs crurent devoir « diagnostiquer une appendicite (2), ils avaient décidé l'opération, « mais finalement hésitant au dernier moment, cette opération « ne fut pas tentée.

« Plus tard, pendant notre séjour à Paris, elle fut également « soignée à l'hôpital *Tenon* et ces Messieurs, après avoir conclu à « la *tuberculose osseuse*, avaient décidé une opération consistant à

1. Entendons-nous ! Ils sont indifférents quant au malade, mais ils cherchent et rechercheront le moyen de tout empêcher malgré le désintéressement absolu de *Richard*.

C'est seulement dans ce métier qu'il est permis de constater un tel mépris du progrès, une âpreté au gain, allant jusqu'au crime. Car, en somme, il s'agit de l'humanité !

2. Ah, si la malade était restée chez elle et que sa situation pécuniaire ait été bonne, elle pouvait être sûre de passer sous le bistouri ; mais à l'hôpital, c'est moins intéressant, le *Malasvon* de Saint-André a d'autres encaissements plus importants en ville.

« râcler l'os de la hanche, mais ma femme et moi refusèrent cette « intervention chirurgicale.

« Ensuite elle entra à l'hôpital *Saint-Louis* où, malheureusement, « elle n'obtint pas un meilleur résultat (1).

« Ma femme, plus malade que jamais, vint habiter chez ses « parents, à *Cercoux* (*Char.-Inf.*), où elle fut soignée par les « médecins de l'endroit et des localités voisines, mais toujours « sans le moindre résultat.

« Ma chère malade souffrant atrocement nuit et jour était d'une « maigreur effrayante, d'une pâleur de cire, sans un atome de « force dans la plus complète impossibilité de marcher, sans cesse « couchée, elle offrait le spectacle désolant d'une pauvre martyre « agonisante et elle serait morte que sa physionomie n'aurait pas « changé.

« C'est à ce moment tragique, où tout espoir était abandonné, « que M. *Arsène Richard, de Cercoux, intervint généreusement* (2) et « soigna ma chère malade par l'électricité E. C. V. Un mieux « sensible se manifesta dès les premiers jours et cette amélioration « ne fit que s'affirmer et grandir de jour en jour, si bien qu'à « l'heure actuelle ma femme est métamorphosée, à un point « prodigieux ; elle a une mine florissante, vaque à ses occupations, « marche et travaille. Sa guérison complète ne fait plus l'objet « d'aucun doute.

« J'ai à cœur, dans l'intérêt de l'humanité (3), de délivrer cette « attestation qui est l'expression absolue de la vérité. »

Signé : *Thibault*.

—o—

2730. « Je me trouve on ne peut mieux de votre traitement : « Mon état de *constipation* s'est beaucoup amélioré ; mes maux « *d'estomac* ont disparu et j'ai beaucoup plus *d'appétit*, outre cela je « résiste beaucoup mieux à la fatigue. Ma *femme*, mes *enfants* se « trouvent comme moi très bien de ce traitement, aussi je viens

1. La belle chose que la science officielle, l'étonnante manifestation intellectuelle qu'est le diagnostic même doublé des rayons X... et autres guide-ânes connus. V. 3312-125 vous pourrez placer les mêmes observations. Toutes ces pseudo-gloires, ces réputations usurpées, s'abîment devant le drapeau de l'E. C. V.

2. Et voilà l'homme contre lequel certain médecin, de déplorable réputation d'ailleurs, m'écrivait qu'il était la plaie du pays et la ruine du médecin !...

3. L'humanité !!! Vaut-elle bien cette peine ! Longtemps encore elle ira vers le médecin, vers le bluff, vers le mercanti, vers le mensonge qu'il cultive mieux que la science et la vérité !

« vous faire une nouvelle commande. Je suis un de vos fidèles les « plus enthousiastes. (V. le même 3362-151 ; 1892-123.)

« *Au point de vue chevaux*, excellent résultat sur mon *cheval* de « selle. On lui met l'appareil une heure par jour, avant-bras et « boulet, 1 pile. La bête avait une *fourbure* chronique qui la faisait « boiter de temps en temps et surtout sur terrain dur. Depuis que « je mets l'appareil, elle *ne boite plus*, je l'ai fait trotter sur la route « et je n'ai rien constaté.

. . . .

« La *nouvelle pile pour bébé* fait merveille, le grand souci de chan- « gement de nourrice prévu par le médecin, est écarté.

« Mon *chien préféré* a eu une *fluxion de poitrine* qui l'a fait « considérer comme perdu (1). Je l'ai soumis au courant E. C. V., « et en six jours, je l'ai remis sur pattes à la stupéfaction du vété- « rinaire ». (V. 2785-57.)

Jacques de M..., propriétaire au Domaine de S...-M...

—o—

1892. « Très confiante dans l'électricité, je l'applique à *deux* « *chevaux* ayant des *mollettes*. Courant de une pile avec 5.000 ohms « de résistance (2).

« Chez l'un, elle disparaissent instantanément, chez l'autre, le « vétérinaire les déclare incurables et veut appliquer l'éternelle « pointe de feu. J'aime mes animaux et je ne veux pas les voir « abîmer.

« En quinze jours, la guérison était obtenue et contrôlée par « deux vétérinaires. Voici le certificat de l'un d'eux.

*« Je soussigné, Moy Augustin-Charles-Joseph, vétérinaire à « Lannion, certifie : Après avoir visité un cheval appartenant à « M Le Fiibec, propriétaire à Lannion, que ce cheval était atteint de « lésions très accusées de nerf ferrure aux deux membres inférieurs « et que j'avais conseillé l'application du feu.

1. Ces gens d'école : médecin ou vétérinaire sont tous les mêmes ! On a toujours vu mourir un sujet de cette affection, celui en question doit nécessairement mourir de sa fluxion de poitrine. Heureusement que ces génies du découragement se trompent souvent et se tromperaient toujours, s'il était permis à l'E. C. V. d'intervenir.

2. Le vétérinaire C..., se disant un maître, après m'avoir entendu exposer mon Principe, se décide pour un appareil de 60 piles ! C'est le *Vincent* du *Dumanet-Cheval !* Que ces gens sont donc absurdes, fats et ignorants ! Et les pauvres bêtes ! et la science ! Que peut-il en effet advenir d'une mentalité et d'une intervention aussi extravagantes !

« Je fus surpris de l'amélioration considérable obtenue par le « traitement du Docteur (1) Chardin, de Paris.

« Ce jour, je viens de revoir le cheval à son retour d'une course « de plus de trente kilomètres, par des chemins très durs et attelé « à un lourd coupé et je puis affirmer que les lésions ont complè- « tement disparu et que l'animal ne boite plus aucunement.

« Ce cheval était atteint de capélisite et j'ai pu également cons- « tater une grande amélioration de ces tares qui n'ont pu être « traitées autrement que par l'électricité.

« Un autre cheval de la même écurie qui était atteint de mol- « lettes endurcies et qui n'a été traité par le même moyen, qu'à de « rares intervalles se trouve également dans un état très satisfai- « sant et j'ai constaté une grande amélioration.

A Lannion, le 15 janvier 1912.

Signé : *Joseph Moy, vétérinaire.*

« Les personnes qui m'entourent voient tous leurs maux dispa- « raître par l'électricité.

« L'autre jour, on m'a amené une petite fille de deux ans qui « avait une *grosseur au cou*, elle avait les yeux noyés, l'air très « abattu, je l'ai électrisée avec 4 zéros (courant de une pile avec « 3.000 ohms de résistance), pendant une heure; elle a dormi toute « la nuit et la grosseur à disparu. » Lire la suite.

1916. « *Votre électricité continue à faire merveille*, les médecins de « la contrée m'envoient (2) maintenant leurs malades désespérés.

« Ces jours derniers, un *phlegmon* (3) dans la paume de la main, « a disparu sans souffrances.

« Une *jeune fille* ayant fait une *chute de voiture, m'est envoyée par « un jeune docteur. La malade et ses parents sont émerveillés du « résultat.*

« De nombreux *enfants* qui travaillènt aux champs et qui souf- « frent d'une épidémie de *furoncles* aux jambes et aux pieds, sont « débarrassés en quelques heures.

« *Si je vous racontais tout ce que je fais avec ma petite trousse vous « en feriez un volume.*

Mme J. Le Flibec, Lorient et à Plastine-les-Grèves.

1. Ah non ! Pas d'usurpation s. v. p.

2. Voilà bien la preuve qu'avec un peu d'intelligence et de bonne volonté, on arrive à donner raison à toutes mes prétentions.

3. C'est le traitement inoffensif par excellence et qui ne peut entraîner aucune erreur.

Souvent, dans la vie normale, j'ai pensé à doter progressivement les communes de France d'un appareil, et j'ai toujours reculé devant l'indifférence et le peu de conviction des autorités et des intéressés. L'exemple de Mme *Le Flibec* me remet ces circonstances en mémoire : Attendons les événements.

Mais nos dames charitables qui dépensent sans compter pour des drogues de tous genres, aux effets si incertains, n'auraient-elles pas intérêt à employer cette méthode qui n'offre en pratique que des avantages et qui peut être appliquée en toutes circonstances.

Elles éprouveront des jouissances philanthropiques qui seront la juste récompense de leurs sacrifices et de leur dévouement. V. p. 102; 2021-131; 3319-100; 3267-89; 2024-131; 2157-141.

—o—

3312. « Par une après-midi de très forte chaleur du mois d'août « 1915, André Lugal, âgé de onze ans à cette époque, était allé en « compagnie de plusieurs camarades, se baigner dans un étang du « voisinage. Ces enfants se baignèrent un moment, mais lorsque « Lugal voulut reprendre ses effets, il eut la désagréable surprise « de constater que ceux-ci avaient été jetés à l'eau par un méchant « camarade et étaient complètement trempés. Il les étala sur « l'herbe de la prairie, afin de les faire sécher et resta ainsi long- « temps à attendre nu-tête par un soleil de plomb ; ce fut la cause « d'une insolation qui détermina la méningite. Mais le soleil « déclinait à l'horizon, il était l'heure de rentrer à la maison, et « pour éviter une correction de sa mère, l'enfant se rhabilla avec « ses vêtements humides, et les garda sur son corps sans rien dire, « jusqu'à l'heure de se coucher; sa mère ne s'était aperçue de « rien. Deux terribles maladies ne tardèrent pas à se déclarer : « méningite et broncho-pneumonie double, et, malgré la science « de trois médecins, les Docteurs G..., D..., et un consultant et « le dévouement inlassable des personnes de l'entourage, l'état de « l'enfant ne fit qu'empirer d'une façon terrifiante. (V. fig. 23.)

« Le pauvre petit avait complètement perdu la raison ; fou à lier, « et était comme muet, ayant été deux mois sans articuler un mot, « mais en revanche, poussant sans interruption nuit et jour de « grands cris qui n'avaient rien d'humain, et constamment en « proie à une agitation désordonnée et extraordinaire.

« L'irritation des chairs du dos, produite par les vésicatoires, « cataplasmes, etc..., avaient occasionné deux grandes cavités, « dont l'une surtout aurait pu contenir le poing d'une femme, le « corps était décharné et réduit à l'état de squelette. Les angoisses « de la mère dont le mari était au front depuis treize mois, étaient « inexprimables. Enfin, ce dernier ayant obtenu une permission. « arriva après un pénible et long voyage pour trouver son fils aîné « à l'agonie. Son désespoir fut tel qu'il fut sur le point de se loger « une balle dans la tête, mais des amis l'en empêchèrent et lui « conseillèrent vivement une dernière tentative pour essayer de « sauver son enfant.

* « On alla chercher un docteur renommé d'une ville voisine « ainsi que le médecin de la localité, et ces deux médecins réunis « en consultation après avoir longuement examiné le malade, et « longuement parlementé, ne purent que répondre ceci au mal- « heureux père : « Ayez du courage, mon ami, soyez fort, le corps « de votre enfant se raidit, c'est le signe de la mort, il mourra vers « minuit ou une heure, la science est impuissante, il n'y a plus « rien à faire. Mais consolez-vous, car si par miracle il s'était « sauvé, vous auriez eu un fils fou, il vaut cent fois mieux qu'il « meure. »

« C'est dans un pareil moment que les parents éplorés vinrent « me prier d'intervenir par l'électricité en ces termes : « Notre « pauvre petit est complètement abandonné des médecins..., nous « vous le confions, faites tout ce que vous jugerez utile. » J'accourus « au chevet du pauvre martyr, et après l'avoir examiné, je crus « pouvoir donner une lueur d'espérance au père et à la mère en « leur disant que je ne désespérais pas de le sauver, malgré la « situation tragique, dans laquelle j'entreprenais cette tâche difficile « et pleine d'écueils. Il serait trop long de raconter toutes les « difficultés que j'eus à surmonter avec un malade dont la vie ne « tenait qu'à un fil, et qui nuit et jour, criait, jetait par terre draps « et couvertures, brisait les fils des appareils J'avais, dès le début « de mon intervention, comblé les cavités énormes des chairs du « dos, avec de gros tampons de coton hydrophile, imbibés d'eau « goménolée, et j'avais appliqué directement par-dessus, les deux « électrodes d'un fil bifurqué, afin de faire l'électrisation des pou- « mons. Les chairs furent reformées et les cavités totalement « comblées en cinq jours; cela tenait du prodige (1).

« L'amélioration des premiers jours fut à peine perceptible, mais

1. N'ai-je pas déclaré que *M. Richard* avait le génie de la guérison ?... comme moi, la bosse de la médecine? Son assurance est étonnante ; elle impose le succès! La supériorité de la méthode E. C. V., est du même coup, palpable!

« peu à peu cette amélioration grandit progressivement jusqu'à la « guérison totale, absolue, du cerveau et des poumons du malade, « J'en fus quitte pour trente-cinq nuits d'émotions consécutives. « de 9 heures du soir à 3 heures du matin, car avec un tel « malade, il y avait tant de choses à prévoir et à surveiller que, « franchement, je ne voyais pas la possibilité de confier cette tâche « à une autre personne

« Electrisation méthode E. C. V. sans interruption jusqu'à la « guérison. Pour le cerveau : points d'application : tête et pied « + et L, et pour les poumons : dos et thorax avec fil bifurqué et « pied avec fil simple.

« La mère de cet enfant a été très malade à son tour, et sans « l'électricité, elle serait morte : inflammation intestinale terrible, « souffrances insupportables de la tête, de l'estomac, alimentation « impossible, vomissements, inflammation de la gorge, difficulté « de respiration C'était épouvantable. La lutte a été pénible, car « la malade avait un peu perdu la raison, et elle ne voulait pas se « soigner. Enfin, elle est guérie à l'heure actuelle. »

Arsène Richard, quincaillier, Cercoux.

On comprend que je ne puisse donner les noms des médecins intervenus si malheureusement et si imprudemment jusqu'à prévoir l'état du malade après guérison, système déplorable, inintelligent, inhumain, qui ne peut que jeter le désarroi dans l'esprit des aides, les amener à une négligence coupable et hâter ou rendre inévitable le dénouement final.

Voilà l'œuvre de l'Ecole : ignorance, impuissance, fatuité, bafouillage ! Le médecin en est tellement farci qu'il ne voit pas qu'il se trompe toujours, ou qu'il ne se le rappelle pas, et alors qu'il ne devrait jamais se permettre d'anticiper sur les événements, il faut qu'il parle. Page 51 le Docteur *Lafond-Grellety* a condamné son père et le courant E. C. V. le sauve.

Ces cas pullulent dans mes observations. Mais je pourrais les donner, ces noms, si j'y étais forcé.

—o—

198. « Je me trouve toujours très bien de votre B 121 pour « mon cœur.

« J'ai commencé le traitement après avoir tout essayé pour « calmer les crises d'angine, de poitrine que j'avais ; elles n'ont « véritablement cessé qu'après l'application du B 121.

« Je porte le petit modèle tout le jour et je ne puis, de plus, « songer à m'en passer sans que l'étreinte et les pincements au « cœur se fassent ressentir.

« Mon état était vraiment grave (affection cardiaque d'origine « scléreuse) il s'est amélioré grâce à l'électricité et à une hygiène « rigoureuse.

« Je n'ai plus de crises, je puis marcher et j'ai toujours plaisir à « parler de votre système électrique.

« Les personnes de ma connaissance qui en ont demandé pour « diverses affections en ont satisfaction quant à présent, mais « naturellement, il faut de la persévérance.

« Veuillez agréer, Monsieur, l'expression de ma sincère recon- « naissance. »

M. T..., constructeur à C...

—o—

2690 « Je soussigné, *Frérot-Chiron, charpentier à Saint-Nazaire,* « *par Cercoux (Char.-Inf.)*, atteint d'une *affection* très grave de la « *colonne vertébrale*, je ne pouvais ployer ni le corps ni les reins et « à peine marcher ; les mâchoires paralysées ne permettaient de « m'alimenter qu'avec un peu de lait. J'étais depuis plusieurs mois « (10 mois), d'un amaigrissement effrayant et j'étais *abandonné des* « *médecins*, lorsque sur les conseils de M. *Richard* je fis des appli- « cations électriques d'après la méthode E. C. V. de *Chardin* ; « grâce à laquelle je suis depuis plusieurs mois guéri.

« En fin de quoi, je suis heureux de délivrer la présente attes- « tation dans l'intérêt des malheureux malades. »

—o—

1260. « Je viens de lire votre Précis. Pourriez-vous guérir ma « fille, âgée de 20 ans, qui est atteinte depuis 3 ans d'un polype « de l'urètre?

« *Elle a été traitée par un grand médecin de Montpellier, qui lui* « *a appliqué l'électricité pendant deux ans, séances très douloureuses* (1).

« Moi-même, qui suis assez maladive : *migraines, neurasthénie,*

1. Courants excentriques pendant 2 ans sans résultat ! Courant E. C. V. indolore, guérison en quelques jours. Ah ces « Morticoles » ! Un grand médecin dans le royaume des ânes, sans doute !

Ce fut d'ailleurs dans la même Faculté que le docteur *Cancel*, miraculé par l'E. C. V., vit s'éteindre les sentiments d'estime et d'admiration qu'il avait pour eux, en constatant leur indifférence criminelle ! (v. p. 60). (Voir mon Dictionnaire médical.)

M. LAHAYE

DE

BORDEAUX

Sujet désespéré, malgré l'intervention de la Faculté de Bordeaux et de plus de 50 Médecins

Lire l'observation 3302-133

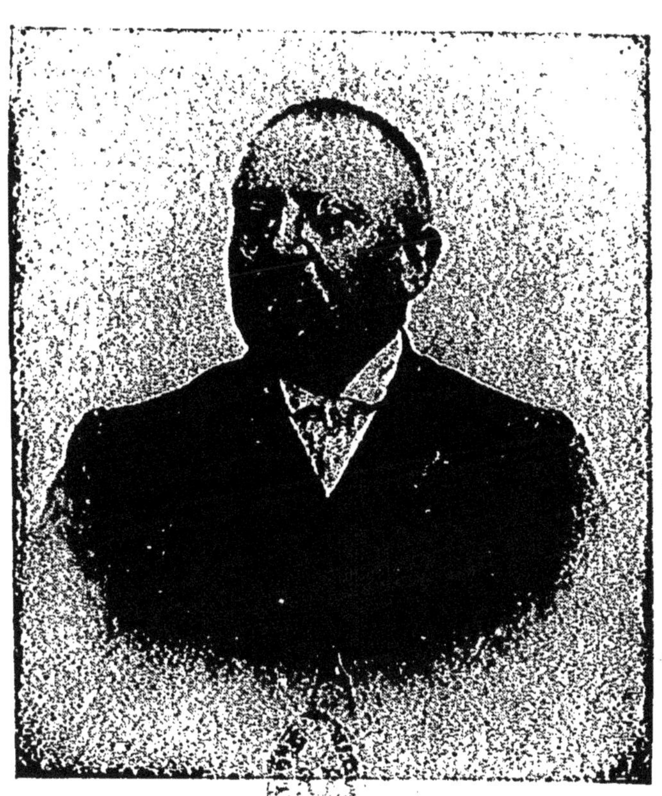

Fig. 1915-24

Guéri par lui-même et la Méthode E. C. V.
Propagateur-philanthrope par reconnaissance

« *bourdonnements d'oreilles*, je désirerais en faire usage, y aurait-il « inconvénient ? »

—o—

1270. « Vous m'avez répondu que vous répondiez de la guérison « tout au moins par une piqûre d'électrolyse, si l'application à « l'état général ne donnait pas le résultat que vous espériez.

« *Je suis heureuse de vous dire que le polype est en bonne voie de « guérison.*

« Les premières applications amenèrent une certaine fatigue, « mais aprés 4 ou 5 nuits cette gêne a totalement disparu. »

Mme *S...*, à *R...* (*Rhône*).

—o—

2789. « Anémie grave, rebelle à toute médication. *Cœur*, « *estomac* engagés, *intestin* douloureux, découragement, neurasthénie.

« Amélioration considérable en deux mois. »

—o—

2790. « Infirmité générale, *70 ans*. En 4 mois, je marche, je fais « mon ménage. Satisfaction, reconnaissance. »

—o—

2792. « *Varices consécutives à l'accouchement*. Grandes souffrances, « repos forcé.

« Après 1 mois, les veines sont presque normales, souffrances « légères au lever, nulles dans le jour et la nuit. »

—o—

2792. « *Prostate guérie*, urines normales, souffrances chroniques « de la *gorge* et de la *poitrine* disparues, mal de dents enrayé « instantanément. »

—o—

2796. « *Pyélite* (inflammation du bassinet du rein). Urine « chargée, souffrances aiguës de la vessie, *ménopause*, accidents « utérins.

« Mieux très accentué. Confiance absolue. »

—o—

2798. « Je vous prie de bien vouloir me pardonner mon silence « dû au surmenage causé par mes affaires ; car c'était mon devoir « de vous écrire, à vous qui êtes mon bienfaiteur et celui de beau- « coup de malheureux de ma contrée qui vous doivent la vie ; et « je devais vous adresser de leur part et de la mienne nos meilleurs « vœux de bonheur, joie et santé pour 1916. Néanmoins, ces « sentiments que nous aurions dû vous manifester, M. *Chardin*, « sont et resteront dans nos cœurs.

« Contrairement à ce que vous pourriez supposer, je continue « toujours, mais moins cependant que je ne le voudrais hélas! à « propager votre méthode E. C. V. Je fais faire actuellement des « applications à un malade venu de la Bretagne, et qui est installé « ici pour un moment dans un hôtel de ma localité (1).

« Le docteur *M*... m'envoie de temps à autre des malades, « auxquels les traitements habituels ordonnés par la Faculté ne « peuvent rien faire, et en disant à ces malades que seule, l'élec- « tricité E. C. V. peut les guérir; c'est un honnête homme pour « lequel j'ai une profonde estime.

*« Autre sujet. — *Vous avez dû apprendre en son temps la mort de « Mme Poincaré* (2), *mère du Président de la République*? Cette « mort, causée par l'albumine, si facile à guérir par la méthode « E. C. V.; j'ai ici des exemples éclatants; c'est véritablement « triste!

« Je vous prie d'agréer, M. *Chardin*, mes sentiments respec- « tueux. »

Richard, quincaillier, à *Cercoux* (*Char.-Inf.*)

—o—

2002. « 72 ans, *prostatite* chronique, état général mauvais. En « cinq semaines, gêne et souffrances ont cessé. »

—o—

1004 (suite à 2789-129). « Mieux continue et s'accentue. »

—o—

2005. « *Paralysie infantile* datant de cinq mois. Le mouvement « a commencé dès la dixième application. Mieux considérable en « deux mois ».

—o—

2012. « Je vais très bien de mes *douleurs*, mais je tiens à avoir « mon médecin, mon B 121, sous la main. Réparez-le vite. »

—o—

2012. « *Neurasthénique* très déprimé, j'ai retrouvé un état physi-

1. N'est-ce pas l'embryon de ce que je dis plus haut (... de *Cercoux*, pèlerinage civil).

2. Combien ai-je vu de personnages de ce genre disparaître ainsi, par la seule faute des « grands médecins »!... envoûtés officiels; chez lesquels le bluff et la veine remplacent la science!... gardiens impitoyables de leurs victimes, ainsi que le leur imposent les lois des Syndicats de la Seine (voir page 171) toute tentative de pénétration près du malade est soigneusement empêchée...

Le *Pontife* est le point noir de tout individu occupant une situation exceptionnelle. Il est dans l'espèce des plus redoutables. (V. p. 152*.)

« que inespéré. J'applique le courant toutes les nuits depuis seize « mois. L'appareil marche toujours parfaitement. »

— o —

2015. « Si je recommande votre méthode, c'est que je m'en suis « trouvé très bien moi-même et que j'y ai grande *confiance.* »

— o —

2016. « Après un mois, grande modification de ma santé, marche « plus facile, *articulations* plus souples, *veines du front disparues*, plus « *d'étourdissements* ».

— o —

2017. « Expérimenté hier votre appareil contre *le mal de mer.* « Résultats très appréciables. »

— o —

2021. « *Neurasthénie. Folie intermittente.*

« J'ai une santé parfaite. Acceptez, M. Chardin, l'expression de « mes sentiments de reconnaissance. »

L..., à V... (Sarthe).

— o —

2024. « Votre méthode continue toujours à obtenir des succès « dans ma région. Le cas le plus récent date de quelques jours à « peine.

« Un petit garçon de 7 ans, fils de M. *Nerouih, à La Dague,* « *(commune de Cercoux)*, était dans un état désespéré par suite de « broncho-pneumonie ; les reins ne fonctionnaient presque plus, « d'où impossibilité presque complète d'uriner, et la minime quan- « tité d'urine évacuée à grand'peine, était excessivement trouble, « épaisse, décomposée, d'un aspect repoussant ; la fièvre qui « oscillait entre 41, 42 et 43°, n'avait pu être coupée, malgré « toutes les médications et les quatre-vingts draps mouillés qui « avaient été faits depuis plusieurs jours par ordre du médecin « (D...) Les parents du petit malade étaient dans l'angoisse depuis « huit jours et avaient perdu tout espoir de le sauver, d'autant plus « qu'il était impossible de l'alimenter.

« J'ai appliqué un soir de la semaine dernière, votre méthode « E. C. V. au pauvre petit (avec appareil B 121/6). Dès le lende- « main matin (1), la fièvre était tombée, la température était de « 37° et depuis, ayant continué les applications, il a toujours été « de mieux en mieux, il s'alimente, il urine bien, les urines sont « très claires, et il est aussi bien que possible.

1. Lisez, mères de famille, et surtout comprenez ce que vous pouvez obtenir avec le courant E. C. V., votre médecin à demeure qui ne peut jamais se tromper et vous permettra comme à nous de faire des miracles !

« *Les parents sont ravis et bénissent la Fée Electricité et l'Inventeur « de la Méthode qui a sauvé leur enfant* ».

Richard, quincaillier à Cercoux (Charente-Inf.)

—o—

2025. « Mon fils va mieux. *Je crois bien que les chirurgiens de la « Pitié ne l'auront pas encore cette fois-ci.* »

—o—

2027. « *Mal de reins* datant de deux ans, *albumine.* Docteurs « impuissants. Mieux considérable en trois semaines. »

—o—

2028. « *Impotence.* Vous voyez donc bien qu'à part les genoux « tout le reste a fait des *progrès sérieux, très sérieux, j'ose dire mer- « veilleux* ».

M..., instituteur à G... (Loiret).

—o—

2029. « *Neurasthénie aiguë.* Rétablissement complet. Pile en « pleine force, quoique datant de 2 ans et 4 mois. »

—o—

2041. « *Congestion pulmonaire.* Convalescence en 7 jours, malgré « le médecin, car l'on fait sottement disparaître l'appareil à chacune « de ses visites (1) ».

—o—

2042. « *Hémiplégie* datant de 6 mois, *constipation* opiniâtre. Après « 10 jours d'E. C. V., le malade se lève et se trouve très bien ».

—o—

2044 « Conseils reçus, merci. Médecin en dehors de ce traite- « ment. Je ne crois pas le moins du monde à la science médicale « qui n'est que de l'empirisme et du bagout. »

—o—

2045. « *Etat général* meilleur ; *diabète disparu* maigreur moindre, « appétit meilleur depuis *l'abandon des régimes.* Je persiste dans mon

1. Serait-il donc l'ennemi de la Société malade ? Non sans doute, Toutefois, en ne se rendant pas à l'évidence, il n'en est pas moins dangereux ! Mais pourquoi cette manie de faire disparaître un moyen d'action inoffensif et universel ?... C'est de l'électricité ! et l'esprit public ne l'accepte souvent, grâce à l'influence néfaste du mauvais médecin, que sous réserves.

« traitement et *je ferme les oreilles aux sceptiques qui m'entourent* (1) ».

—o—

3049 « Quatre médecins ont vu notre malade et l'on traité pour « quatre maladies différentes... La *paralysie* a empiré avec toutes « leurs drogues ».

—o—

3086 (suite du 3049). « Grand changement après deux mois « d'E. C. V. »

—o—

3056. « J'ai été opérée de mon fibrome de la grosseur d'une tête « d'enfant,

« *Très déprimée par des pertes abondantes* que le courant E. C. V. « ne pouvait plus arrêter, je me décidai péniblement à l'opération « qui fut faite en pleine hémorragie et qui faillit être fatale.

« *Le courant E. C. V. fut appliqué aussitôt* après l'intervention et « je reconnais que je m'aperçus bien vite et bien exactement de son « influence.

« Le fait le plus remarquable est le suivant : *la plaie fut cousue « 7 jours après l'opération par les opérateurs stupéfiés*, car ils comp- « taient 15 jours au minimum, se présentant dans des *conditions « extraordinaires à tous les points de vue, disaient-ils* (2). »

Sœur S..., *supérieure.*

—o—

3302. « (V. fig. 24). J'étais aux prises avec une *névralgie du triju- « meau*, rebelle, qui me faisait horriblemeut souffrir. Mon médecin « me dit que cela devait provenir des dents, et m'envoya chez le « dentiste.

1. Ce genre de parasite, particulièrement dangereux, en général féminin m'a amené en quelques circonstances à poser nettement au malade la question de « confiance » dans son entourage immédiat, tellement l'insistance de cet entourage ayant à sa tête l'épouse et agissant par ignorance ou intérêt, paraissait excessive.

Taisez-vous donc, langues de vipères, ennemies de l'humanité et des vôtres en particulier. N'affichez pas votre ignorance ! N'avez-vous donc ni cœur, ni conscience, ni intellect ?

2. L'Action de l'*E. C. V.* sur les plaies a été depuis longtemps signalée par moi; je l'ai opposée aux manœuvres de *Carrel* qui se vante d'avoir manipulé cent drogues avant de trouver la bonne. Insensés ! Tout cela n'est que de l'empirisme ! L'électricité est toujours prête, agit scientifiquement et reste elle-même quoi qu'il arrive ! Mais bast ! les envoûtés sont nés morticoles et mourront morticoles (lire le dernier jugement).

« Celui-ci me dit que mes dents étaient très saines, très solides, « qu'il y avait probablement une inflammation de la mâchoire, et « il me perfora deux dents pour arriver au soi-disant abcès qui « n'existait pas (six furent arrachées à différentes reprises). Je « souffrais toujours de plus en plus, je voyageais beaucoup, et « dans chaque ville où je m'arrêtais j'allais voir le médecin qui me « faisait avaler de l'antypirine, du pyramidon, de la quinine, de « l'exalgine et autres calmants, sans arriver à me soulager.

« Découragé et toujours souffrant, je ne savais plus à quel saint « me vouer. Pensez donc qu'on m'avait fait prendre jusqu'à 15 « centigrammes de cyanure de zinc par jour ! Sans résultat appré« ciable !... (V. 3320-116, 3508-89.)

« *Ayant vu plus de 50 médecins* les plus notoires, soit à Lyon, « Paris, Marseille, Toulouse, etc... je fus envoyé chez un « homéopathe au Hâvre. M *Mondain*, qui me parla de l'électricité « comme seul moyen efficace.

« J'avais déjà fait de l'électricité à Nîmes, à Montpellier, sans « autre résultat que de dépenser beaucoup d'argent. On me mettait « sur un grand fauteuil métallique, puis j'étais mis dans une sorte « de cage en spirale, plaques métalliques à droite, à gauche, « partout ! On me faisait passer des courants qui me faisaient « cruellement souffrir. Je sortais de là, absolument abruti, anéanti, « mais les crises névralgiques ne cessaient pas, bien au contraire ! « Enfin, un jour, à Clermont-Ferrand, un pharmacien me parla « de vous, et de votre méthode qui était alors employée dans cette « ville par M. *L. d'Angeli* avec un autre médecin.

« Comme je souffrais toujours, je voulus essayer votre système, « sans grande confiance, je puis l'avouer ! Je commençai donc le « traitement le 15 juillet 1905 (il y avait 10 ans que je souffrais le « martyr) et les 15 premiers jours n'amenèrent guère de change« ment... Il est vrai que je ne faisais que 45 minutes d'application « par jour le matin, et autant le soir à Royat.

« Enfin, jour heureux, le 2 août, mes crises si douloureuses « s'espacèrent beaucoup, et le 5 ou le 6 elles finirent par dispa« raître complètement !

« Impossible de vous dire ma joie de pouvoir manger comme « tout le monde, sans avoir besoin d'une gorgée d'eau après « chaque bouchée avalée au prix d'une souffrance aigüe qui « m'aurait amené au suicide !... Je n'en pouvais plus !..

« M. *L. d'Angeli* me fit venir un appareil semblable à celui avec « lequel je m'étais soigné dans sa clinique, et depuis je ne l'ai « jamais quitté, et je ne le donnerais pas pour mille francs !

« A la suite d'un voyage très dur dans les Vosges je fus repris « d'une crise névralgique du même côté, mêmes symptômes, « mêmes douleurs que l'autre fois. Mais cette fois, je connaissais

« le remède. Je mis l'appareil jour et nuit, courant aussi doux que « possible. En trois jours, je fus débarrassé définitivement de cette « cruelle attaque.

*« J'avais beaucoup maigri pendant cette maladie, j'étais vieilli, « et abattu, mais aujourd'hui, grâce à vous et à votre méthode « E. C. V., et malgré mes 68 ans 1/2, je fais un travail que bien « des hommes de 35 ans ne feraient pas !

« Songez donc qu'en temps normal, je fais encore près de 300 « jours de voyage par an.

« Tout cordialement à vous. »

Labaye, chez M. Sériat, 42, rue Vital-Carle, Bordeaux.

M. *Labaye* fut un vulgarisateur important de la méthode E. C. V. Son nom figure dans mes précédents Précis en tête de nombreuses guérisons des plus intéressantes, pratiquées dans le cours de ses voyages.

Comme M. *Richard* (p. 129), sa reconnaissance envers l'E. C. V. et son Auteur paraît vouloir toujours s'échapper de sa plume au milieu des plus attachantes observations..., et sa philanthropie ne connut pas de bornes.

La guerre est venue modifier sa destinée, sans lui faire oublier son Sauveur : et il se prodigue toujours près du malade qui vient à lui.

Comme nous, il a été touché par la Grâce d'Etat « de *guérisseur malgré tout* », et nous le reverrons en des temps meilleurs, user de la santé qu'il reconnaît devoir à l'E. C. V. pour la servir de nouveau. C. C.

—o—

3084. « Comme premier résultat de mon traitement : *prostate* « en bon état, suppression des *pertes séminales.* »

—o—

3087. « Ma fille se trouve très bien de votre appareil. Son *accou-* « *chement* (1) a été très heureux, malgré son mauvais état de santé. »

1. Dans mon Dictionnaire médical, j'exprime l'espoir de voir l'E. C. V. intervenir dans la grossesse et en préparer les suites au bénéfice de la mère et de l'enfant : ce serait, je l'affirme, la transformation de l'humanité. C'est si logique que je ne puis comprendre comment l'on ne veut pas entendre ma voix ! Le « *Chien de Berger* », dans ce cas, aurait un rôle si bien approprié ! (Voir p. 13).

3089. « Mon *appareil* qui fonctionne depuis plus de *deux ans* « doit avoir besoin de vous, mais il m'est indispensable : c'est « pourquoi je ne vous l'envoie pas en réparation. Il marche encore : « *C'est mon médecin à demeure.* »

—o—

3090. « Je suis tellement *satisfait* de votre méthode que je fais « de la propagande par humanité. »

—o—

3092. « *Reconnaissance* pour le soulagement immédiat et la « guérison d'une *sciatique* datant de 12 ans. »

—o—

3092. « Après 1 mois, *Cœur* moins violent, *bourdonnements* « *d'oreilles* très supportables, *rhumatismes* améliorés. La jambe « gauche fonctionne, la droite commence à s'agiter. »

—o—

3050. « *Arthrite généralisée.*

« Retour d'âge sans aucune amélioration par le traitement « mécanothérapique qui m'a fait beaucoup souffrir sans résultat.

« Après 8 jours de votre méthode, mieux sensible. »

—o—

3053. « Depuis 10 jours, *santé générale* très améliorée. Les « glandes engorgées sont sensiblement diminuées. »

—o—

3060. « Femme de 77 ans, *cardiaque*, *hémiplégique.*

« Après cinq applications, cœur d'aplomb, fourmillements « disparus ; cerises et fraises absorbées sans inconvénient malgré « 6 ans de privations (1) sur ordre du docteur ; le médecin, qui « venait deux fois par semaine, constate le mieux et s'en trouve « mécontent (2). »

1. Pauvre Public ! Car enfin, ce médecin n'avait pas de raison pour défendre ces fruits, mais la privation qu'il imposait, lui créait une auréole chez cet esprit timoré. Rappelons-nous les tomates rejetées avec horreur de l'alimentation des arthritiques pendant quelques années et ordonnées depuis 1914 dans le même cas. Médecine et médecins sont grotesques !

2. Voilà bien la médecine ! faire durer une maladie. Heureusement que dans bien des cas le médecin n'en a pas le pouvoir... quoiqu'il s'en vante !

3095. « *Gangrène.*
« Complications nombreuses par suite d'un état général mauvais, « *fistule sur la colonne vertébrale*, etc. Appétit bon et la malade est « en voie de guérison. *C'est merveilleux* (1) ».

—o—

3096. « *Fistule* (2) *de l'urètre.* Amélioration prompte. »

—o—

3097. « Maladie de la *gorge* ancienne et rebelle. Amélioration « considérable en trois semaines, espoir de guérison complète ».

—o—

3100. « *Cœur* malade, *sommeil* suspendu depuis dix ans. Le « B 121 remet tout en ordre. »

—o—

3102. « *Tuberculose pulmonaire*, *hémoptysies* fréquentes.
« Après 1 mois, crachements disparus; après 7 mois, travail repris, « santé parfaite ».

—o—

3107. « Je mets ma pile le jour et je résiste admirablement à la « *fatigue*, malgré mes soixante-neuf ans ».

—o—

3109. « Je suis *très satisfait* ! C'est le premier hiver que je passe « depuis longtemps sans pointes de feu (3) ».

—o—

3331. « *Varices*, *phlébite*, *état général* mauvais.
« Tout est remis en ordre. Je ne puis vous dire ma satisfaction, « je comprends la joie que vous éprouvez d'une telle découverte « et l'indignation légitime qui se lit dans vos Précis à propos de « la frayeur (4) stupide que cause au public l'électricité. »

1. Sommes-nous donc là encore bien loin du miracle ?

2. Qui donc a dit que la fistule était inguérissable ?... Misérable médecine ! Tristes médecins ! Pauvres malades ! (V. 2106-108).

3. N'est-il pas palpable notre « chien de berger » dans ce cas ! Comment se montre-t-on si rebelle à l'idée de l'intervention préventive du courant B. C. V. : la vie, la tranquillité dans le présent et dans l'avenir.

4. Le Docteur L...-G..., a démontré, par de nombreux cas, que dans la phlébite, le courant B. C. V. était *panacée*.

3347. « Vous rappelez-vous de moi? *Henri Tisseron*,, fils de
« l'original chez lequel vous veniez, avec un parent, manger un
« bœuf à la mode cuit pendant 1440 minutes, ni plus ni moins, et que
« nous trouvions idéal? Ma photo aidera sans doute votre mémoire.
« Je ressemble beaucoup à mon père (V. fig. 26).

« Vous ne serez plus étonné de l'originalité de ma photographie.
« Je suis original. J'tiens ça de papa!

« Je me suis soigné avec votre système, reçu par intermédiaire,
« pour une *affection très grave de l'intestin, de l'estomac, du cœur.*
« J'étais devenu *neurasthénique, courbé comme un vieillard, paraissant*
« *vingt ans de plus que mon âge, le poil grisonnant.*

« Vous me voyez, à 40 ans, châtain sans mélange et ayant
« supporté crânement cette grave opération qui m'a mis définitive-
« ment dans mon assiette. J'ai une santé parfaite.

« Cependant je tiens à vous dire le pourquoi de cette mutilation.
« J'avais à défendre du même coup l'homme très fier d'être
« français et le Français lui-même!

« Vous avez vendu un appareil à Monsieur *Boulinèros*? C'est un
« gros personnage *Portugais*... et vous vous êtes peut être demandé
« l'origine des commandes que vous avez reçues d'ici?

« M. *Boulinèros*, santé générale mauvaise, détraqué jusqu'à avoir
« des accès de folie. Quoique témoin du revirement de mon état
« physique montrait une peur terrible du courant électrique.

« Je donnerais ma tête à couper, lui dis-je un jour à bout d'argu-
« ments et de patience, que *Chardin* vous guérira.

« Ah les voilà bien ces Français, rendant des points à l'exagé-
« ration espagnole. Votre tête a couper! La belle aventure! Vous
« ne risquez pas grand chose .. la peine de mort est défendue
« d'ailleurs.

« Je fus piqué au vif, et 8 jours tard il vous écrivait, tristement
« affligé de l'incident qui m'était survenu, qu'il ne s'expliquait pas
« nettement, car il se compliquait de la fermeture de mon magasin
« par suite d'une absence forcée.

« Vous pardonnerez, j'espère, ma fantaisie.

« J'ai voulu vous faire voir, ce que vous savez déjà sans doute
« combien il est difficile de propager une chose glorieuse, alors
« que les gredins des quatrièmes pages des journaux font avaler
« au Public tout ce qu'ils veulent, quoique le nombre et la variété
« de leurs drogues soient une preuve éclatante de leur inefficacité.

« M. *Boulinèros* est transformé et vous vante partout! Or il a
» d'énormes relations.

« Agréez, cher M. *Chardin*.

« Votre dévoué et reconnaisssant. »

Henri Tisseron, photographe, à B... (Portugal).

3155. « Essai du courant sur un de mes *seins*, nuls.
« Modification presque immédiate ».

—o—

3163. 23/5/16. « *Etat général* très mauvais, *cas désespéré* (1).
« Repos forcé ».

—o—

3176. 7/6/16. *Le même.* « Véritable résurrection, marche comme
« un zèbre. C'est merveilleux. »

Labaye, de Bordeaux (*Apôtre*).

—o—

3164. « *Rhume* chaque hiver condamnant au repos.
« Exempt cette année en soignant ankylose (2) ».

—o—

3167. « *Goitre* ayant épuisé toutes les ressources.
« Mieux sensible en un mois ».

—o—

2168. « Tous, ici (la famille), enchantés de votre traitement ».

—o—

3115. « *Troubles gastriques*, forte dépression nerveuse, grande
« *paresse intellectuelle*. Votre B 121 produit d'excellents effets. Pour
« moi-même il m'a guérie d'une *phlébite* qui m'aurait empêché de
« soigner mon mari ».

—o—

3116. « *Albuminurie, abcès du périnée* avec perforation du canal
« de l'urètre. Souffrances atroces, issue fatale presque inévitable
« Santé reconquise en quelques jours et meilleure qu'avant ».

1. Cas désespéré ! Quel nom donner à cette guérison, sinon celui de miracle !

2. Voir l'observation 3061-59 du Docteur *Boymier*, rêveur de par ses succès inattendus. L'E. C. V. soigne le malade et non la maladie !

3117. « *Broncho-pneumonie.* Etat désespéré.
« Résultats merveilleux, santé parfaite ».

—o—

3120. « Plus de maux *d'estomac*, rares accès de neurasthénie, plus « d'acné. Reconnaissance ».

—o—

3122. « Je me suis bien trouvée de votre traitement suivi quand « j'étais *enceinte* chez le Docteur *Sauvat* (1) Je veux le faire suivre « à mon enfant ».

—o—

3125. « Je me sers de votre appareil pour le *cœur*, il me donne « toute satisfaction ».

—o—

3128. « Affection du *genou*, trente mois de souffrances.
« Guérison en trois mois ».

—o—

3129. « *Etat général* mauvais, abandon de l'électricité.
« Regrets, car j'ai constaté que seule, elle me donne des résultats.
« Je la reprends et cette fois pour toujours !

—o—

3130. « *Hémorroïdes* : Guérison ; mais je continue mon courant « comme vous m'en donnez le conseil ».

—o—

3131. « Refroidissement de la partie inférieure du corps ; *trans-* « *piration suspendue.* Gravement malade.
« Guérison miraculeuse. »

G..., à *L...* (*Apôtre*).

—o—

3132. « *Cancer de l'utérus.* Amélioration. Reproches de ne pas « mieux me faire connaître ».

1. Le Docteur *Sauvat* me dit par ailleurs, qu'il faudrait un volume pour relater tous les cas et les succès de l'*E. C. V.* On voit qu'il n'hésite pas à laisser les vieilles routines et à suivre mes préceptes.

2133. « *Rhumatismes goutteux. Sciatique.* Guérison. Reconnais-
« sance ».

—o—

2146. « *Intestin, vertiges.* Guérison ».

—o—

2157. « Est-ce au hasard, est-ce à vous que nous devons la « satisfaction d'un garçon après cinq filles ? Toujours est-il que les « évènements se sont succédés comme d'habitude, que nous avons « pratiqué le courant comme vous l'indiquez, et que nous sommes « toute joie, toute reconnaissance ! (1) »

D..., à R... (*Ille-et-Vilaine*).

—o—

3147. 3/16. « **Femme de 60 ans** : *rhumatismes, douleurs sciatiques* « et du *ventre, opérée d'un fibrome.*

« J'ai tout essayé, je suis impotente, ma vie est des plus pénibles : « j'étais sceptique par abus de médecins et de traitements. Aujour- « d'hui, je vais bien et je commence une vie nouvelle. »

—o—

2160. 15/5/16. *La même.* « Ressent une grande amélioration ».

—o—

3211. 15/9/16. *La même.* « Je suis bien contente, je vais fran- « chement mieux. C'est le Paradis ! Eternelle reconnaissance ».

—o—

2306. « *Congestion de l'œil*, va bien Ma vieille mère, *surdité,* « *bourdonnements d'oreilles*, s'est enfin décidée à appliquer l'appareil. « Elle ne veut pas avouer son amélioration générale que tout le « monde constate. »

—o—

2176. « *Gripple infectieuse, maux de tête à me rendre fou.* Le

1. En fouillant *Hippocrate*, je m'aperçois que je me suis rencontré avec ce grand génie qui dit : « *L'homme est éminemment modifiable : en lui, tout concourt, tout conspire, tout consent* ! Mais Hippocrate reste dans la théorie, alors que je me suis inspiré du même principe et que je l'ai mis en pratique. J'ai l'idée et l'action ; il n'a eu que l'idée ! (Voir mon Dictionnaire médical où ce principe est développé).

« médecin appelé vient 2 jours après, j'étais mieux, l'appareil « m'avait sauvé, je n'ai rien pris de ce que m'a ordonné le médecin. « Celui-ci voyant l'appareil... Vous pouvez le garder. Si ça ne « fait pas de bien, ça ne peut pas faire de mal... Imbécile ! »

—o—

2178. « Après 3 semaines : *sciatique* disparue, *névrite* aussi, « *varices* diminuées de façon notable. *Nuits* bonnes, *digestions* de « même. »

—o—

3180. « Reconnaissance infinie en songeant à ma fâcheuse « posture : *maux de tête violents*, *albuminerie*, *neurasthénie*.
« Les dernières analyses sont : néant. »

—o—

2181. « *Paralysie ataxique* (1).
« En un mois amélioration considérable de l'état général, dimi- « nution des *douleurs des talons*, des *reins* et du *cou*. »

—o—

3183. « *Tuberculose* : après 15 jours, diminution de la toux, « respiration moins gênée. Amélioration générale. Aucun traitement « ne m'avait donné un tel résultat (et j'ai vu plus de 80 docteurs) (2). « Moral meilleur presque confiance. »

—o—

3214. « J'ai reçu votre honorée lettre accompagnée de la copie « de l'ordonnance du médecin électricien dont je connaissais déjà « la manière d'agir par l'intermédiaire d'un malade, qui, sous le « prétexte d'une consultation, était allé il y a environ trois ans lui « parler de votre méthode E. C. V. Je vous avais mis au courant « de la conversation (V. 3318-181).
« Cette ordonnance donne l'idée des connaissances électrothé-

1. Que fait la médecine dans ce cas ? Elle a imaginé il est vrai des traitements barbares, que son impuissance lui a suggérés. A quoi cela la conduit-elle ? (voir dans mon Dictionnaire la colère d'un morticole traitant de tous les noms, (leur répertoire est fort varié), un collègue de modeste situation prétendant guérir cette affection).

2. Malade intéressant, vitalité admirable, résistance exceptionnelle ; défier 80 docteurs quand un seul suffit à nous envoyer dans l'éternité ! Vérité si souvent applicable, qu'on la tourne volontiers en plaisanterie.

« rapiques et de la mentalité de celui qui l'a rédigée, à moins qu'il « ne soit un fumiste qui s'amuse aux dépens de ses clients. Une « pareille appréciation d'un ignorant sans parchemin comme je « suis, pourrait paraître vraiment osée, si je n'avais vu et appris « beaucoup de choses qui ont formé ma conviction, pendant dix « années de propagande de votre méthode E. C. V. Et, comme « preuve, de nombreux et honorables témoins, peuvent dire que « dans des cas désespérés, lorsque le malade était condamné par le « ou les médecins qui avaient épuisé tous les moyens dont dispose « la science, lorsque malgré l'incrédulité attristée des personnes « de l'entourage, j'affirmais à celles-ci la guérison du pauvre « abandonné, mon pronostic se réalisa d'une façon mathématique. « Je dois cependant faire exception pour un enfant que je venais « de sauver d'une broncho-pneumonie, après avoir été abandonné « par le médecin. Tout allait pour le mieux, les poumons fonction- « naient d'une façon parfaite, lorsque ce petit garçon eut subite- « ment des crises terribles d'étouffement : la mort par asphyxie « paraissait imminente, et ses causes mystérieuses n'auraient « probablement jamais été découvertes, si au moment où on « allait introduire le tube d'un ballon d'oxygène, un ver énorme « n'était sorti de la gorge de l'enfant qui fut ensuite rapidement « rétabli. Il était presque impossible de prévoir d'avance une « pareille complication qui pouvait causer une catastrophe, et « annuler en peu d'instants le résultat de mes efforts et l'œuvre « réparatrice merveilleuse de l'électricité (1).

« D'autre part, on est venu quelquefois me prier d'intervenir » pour tenter de sauver des agonisants dont le sang était complè- « tement vicié ; ce sang vicié, décomposé, sortant par les oreilles, « le nez, les yeux même, je courais au-devant d'un échec certain. « Je n'ai jamais refusé de faire l'application en toute diligence et « avec une attention extrême, mais les personnes de l'entourage « de ces malades peuvent dire que je les ai prévenues dans les « termes suivants : « Je vais faire tout ce qui est en mon pouvoir « au moyen de l'électricité, mais malheureusement, votre décision « est trop tardive, les effets réparateurs de l'électricité E. C. V., « malgré leur puissance merveilleuse, ne pourront actuellement « lutter de rapidité avec les éléments destructeurs de la maladie. » « Je n'ai jamais négligé cet avertissement préalable qui avait pour « but de mettre l'électricité à l'abri de propos intéressés ou « malveillants, quand la mort que je voyais inévitable à bref « délai, aurait accompli son œuvre, malgré l'application du « courant. »

Richard, à Cercoux.

1. J'ai déclaré par ailleurs que l'électricité n'admettait pas dans l'économie la présence d'un corps étranger. (V. p. 77 ; 3344-147 3341-149).

3218. « Les résultats obtenus par votre principe ont été trouvés « admirables par le prof. *Leduc*(1), inspecteur des hôpitaux. Toute- « fois le maître a été laissé dans l'ignorance de la cause de ces « résultats exceptionnels. Peut être le principe *Chardin* eût-il été « rejeté. Nos Pontifes n'étant pas à cela près d'une existence, « quand il s'agit d'un fait opposé à leurs absurdes principes ! « (V. 2752-106.) »

Directrice d'hôpital de blessés.

—o—

3219. « Mon état général est très amélioré.
« Envoyez-moi une autre batterie pour un ami. »

—o—

3220. » Retournez-moi vite mon appareil. Je ne puis être privé « longtemps de mon « *Chien de Berger* » qui m'a été fidèle pendant « 30 mois. »

—o—

3221. « Etat amélioré, époques régularisées et sans douleurs. « Mes forces ont augmenté. »

—o—

3225. « L'amélioration continue chez mon tabétique. Il se « trouve bien du traitement. »

B..., pharmacien.

—o—

3228. « Je suis enchanté du petit appareil B 121. L'effet a été « merveilleux. Je puis marcher. »

R..., à C... (Jura).

—o—

3236. « Le traitement B. C. V. m'a donné les meilleurs résul- « tats aussi bien comme état général que local : goutte et rhuma- « tismes me laissent maintenant tranquille, car lorsqu'il y a

1. Le Professeur *Leduc* était jadis appelé par moi « rôtisseur de Nantes ». Il fut le précurseur du torpillage Vincent et des folies dangereuses des hôpitaux Parisiens (V. p. 18*).

« tentative de récidive, je lâche de suite mon « *Chien de Berger* (1) »,
« dont l'intervention est toujours efficace. »

F..., à *B...* (*Eure*).

—o—

3237. « Cœur guéri. Client content. Quand je peux arracher « à la médecine officielle quelque malade, c'est pour moi un vrai « plaisir (2). On dirait vraiment que j'y ai de gros intérêts. »

—o—

3238. « Hémorroïdes guéries.
« Votre dictionnaire nous a émerveillés. »

—o—

3241. « Les deux malades sont enchantés. M. *D...*, qui hésitait « il y a peu de temps à faire 50 kilomètres, est parti pour *Tindèla.* « (*Espagne*). C'est un apôtre de plus. »

—o—

3242. « Votre pile rend les plus grands services à mes soldats « blessés (3). »

—o—

3247. « Affection de la colonne vertébrale, repos forcé. Après « deux semaines, sommeil parfait, appétit et marche bien ; plus « de douleurs, reins presque normaux, moral bon ; alors que

1. C'est très bien ! mais ce qui serait mieux, ce serait de faire du courant préventif ! (Voir le Dictionnaire médical.) Le « *Chien de Berger* » sait attaquer, il sait aussi, comme son homonyme, défendre.

2. Mes Apôtres vivent comme moi, une existence des plus attrayantes. Toutes leurs interventions leur rapportent des compliments ! quelque humble et philanthrope que l'on soit, c'est une satisfaction des plus grandes. Qnand le docteur *L. G...* me croit orgueilleux, il n'a pas pensé que si j'étais médecin je serais certainement rempli d'orgueil, et l'on m'excuserait, j'en suis sûr Je suis seulement heureux, bien heureux de soulager l'humanité. Serait-ce donc défendu ?

3. Ah ! les gredins de médecins ! Je les attends quand ma méthode sera universelle ! Quelle vengeance !.., Mais, hélas, le mal sera fait !... Combien de malheureux malades traités par ces énergumènes fous, entêtés, inintelligents, envoûtés (voir page 47) ont déjà été leurs victimes !

« j'étais désespéré par le pronostic des médecins de *Tonnerre*. (1) »

—o—

3245. « Je profite de l'occasion pour vous exprimer ma reconnaissance des bons effets obtenus par votre méthode. Elle est « malheureusement trop peu connue, et votre dépôt à Genève fait « trop peu de réclame ; c'est par un hasard que j'y ai acheté des « électrodes mous méthode *Chardin*. »

Mme G. M..., à Z... (Suisse).

—o—

2173. 31/1/16. Colonial. « *Foie malade*, deux petites *attaques* « *cérébrales*, parole embarrassée. *Hémiplégie*, deux mois d'hôpital à « Bordeaux (2), sans succès.

—o—

2174. 31/2/16. *Le même*. « S'habille seul, fait ses courses sans « fatigue a supprimé tous régimes ».

Lahaye, à Bordeaux (Apôtre).

—o—

2186. « J'ai le plaisir d'ajouter qu'ici, on est de plus en plus « enthousiaste pour votre méthode. Pourquoi les hôpitaux militaires « ne l'adoptent-ils pas ?

D..., à C... (Loire).

—o—

2187. « J'ai douté de votre méthode, je l'avoue. Pendant trois « mois, les *névralgies* ne m'ont pas quitté. Puis tout d'un coup « je crus sortir d'un profond sommeil, l'agitation nerveuse cessa et « pour toujours, sans doute, puisque ma santé se maintient... Cher

1. Fatale mentalité !... Si encore l'Ecole rendait muets tous ses apôtres ! Mais non ! Elle sème une fatuité malsaine qui les presse à causer de tout sans savoir ! Respectez donc au moins l'Espérance, barbares parasites de l'humanité !

2. Bordeaux paraît souvent dans ce Précis, c'est que la Faculté tapageuse, ses agrégés maîtres en réclame lui font une renommée. On peut voir par ces observations, combien mal placée est l'étiquette scientifique ; les autres Facultés n'ont d'ailleurs rien à lui envier comme insuccès.

Les Rescapés de la Médecine

DEUX INCURABLES (MÉNINGITE)

Lire l'observation page 119

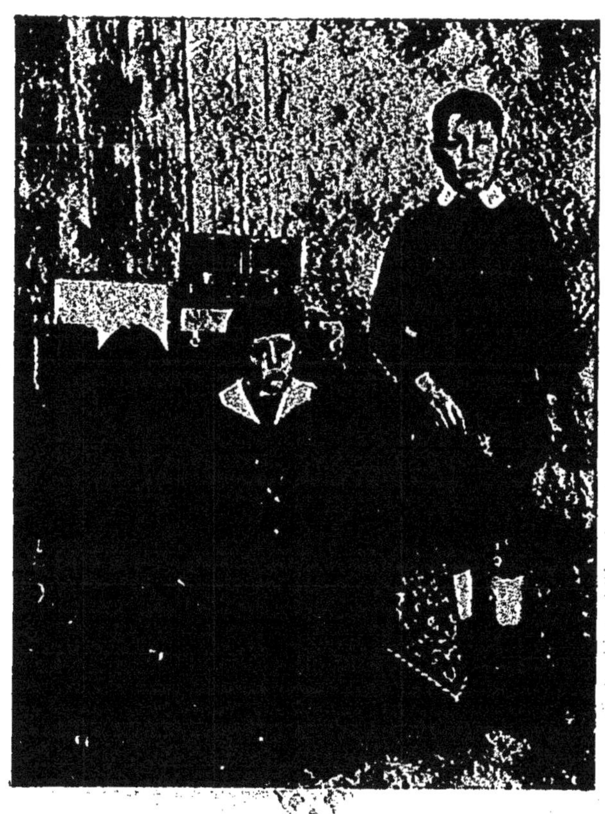

Fig. 1912-25

Guéris grâce à M. RICHARD, *de Cercoux*

« petit appareil ! J'étonne tous mes amis j'ai l'air d'avoir 15 ans et « j'en ai 30 ! Ma reconnaissance est infinie (1) ».

—o—

« Cher Monsieur Chardin,

3344. « (V. fig. 22) Vous me demandez les phases de mon état, voici :

« Le 9 avril dernier, subitement, mes jambes se sont refusées « à fonctionner. On aurait dit de la laine. Le Dr *J*... que je fis « appeler de suite pressentait la paralysie.

« Voulant avoir une opinion plus autorisée, je fis venir le « Dr *R*... qui ne me fixa pas sur mon véritable état, mais qui me « dit que cela partirait comme c'était venu. Il ordonne des cata- « plasmes sinapisés sur la colonne vertébrale en attendant l'arrivée « d'un de ses confrères dont il veut prendre conseil.

« Nouvelle visite du Dr *J*... en compagnie du Dr *R*... Conclu- « sion des deux : Tabes, état très grave, ordonnent des piqûres « mercurielles mais en prévoyant la mort prochaine par suite d'une « affection de l'aorte.

« En présence d'un diagnostic aussi sévère, je fais appel à une « autre lumière, le Dr *L*... qui me tient même langage que les « précédents mais sans toutefois être aussi pessimiste. Ordonne « piqûres, ponctions, etc.

« De toutes ces ordonnances je n'ai rien fait et c'est alors que « je fis intervenir votre appareil et vos conseils.

« J'ai donc commencé le 21 avril le courant général, 23 heures « par jour et le bain de pieds 20 minutes chaque matin, sans le « concours d'aucun autre procédé, suivant vos conseils à la lettre.

« Au bout de quelques jours mon état paraissait s'aggraver, « mais, peu à peu, j'ai vu disparaître et l'entérite et les difficultés « de l'estomac.

» Puis mes jambes ont commencé à remuer et je peux actuelle- « ment les commander, mais je ne peux encore marcher. Je « ressens quelques difficultés dans la colonne et encore quelques « légers troubles de la vue mais qui vont en diminuant, et je crois « que je ne tarderai pas à marcher dès que les reins auront repris « une certaine force qui leur manque.

« Naturellement je n'ai plus revu aucun Docteur et je n'en « reverrai aucun à moins qu'il me soit envoyé par vous.

« Voici, cher Monsieur, la situation. Elle est favorable en tous « points et vraiment lorsque ma guérison sera définitive, je pourrai

1. Quand on applique un principe théoriquement exact (l'E. C. V. est le seul en médecine), il faut avoir confiance et ne jamais se soustraire au traitement. Ne sait-on pas qu'il ne peut avoir aucun inconvénient ! (voir 2194-118.)

« dire comme je le dis à tous ceux qui m'approchent et qui m'ont « suivi depuis le début de ma maladie, que votre appareil est tout « simplement une merveille et qu'il faut souhaiter le voir adopté « partout pour le bien de l'humanité.

« Veuillez croire, cher Monsieur, à mes meilleurs sentiments. »

Alfred Fargeot, 6, boulevard Voltaire, Paris.

Juillet : Alerte angoissante chez le malade, il expulse par l'anus une grande quantité de sang rouge et de sang noir coagulé mélangé à des matières diverses.

Je téléphone : « Rassurez-vous, c'est parfait !

Septembre : Autre alerte ; l'estomac et les intestins sont bouleversés, grande inquiétude dans l'entourage.

Ma réponse reste la même.

D'ailleurs, le malade est intelligent, et il suffit de l'affirmation d'un homme qui ne l'a jamais trompé pour supporter passivement le phénomène.

Evidemment, le courant élimine les causes de ces troubles incompris des maîtres, et de moi-même : c'est par lui que nous les connaîtrons.

—o—

3350. « Je vous ai acheté un appareil B 121/6, sur votre affir- « mation que mon affection visuelle était la conséquence de mon « état général mauvais.

« Depuis ce jour j'ai vu le Professeur *P*..., un grand maître, qui « a déclaré le cas très grave : Décollement de la rétine, etc. etc. « Puis un oculiste ami dont le diagnostic fut moins sombre tout « en étant sévère (1).

« A ce dernier j'avouai que j'utilisais votre pile, et il m'y « encouragea, disant que vous étiez dans le vrai et qu'il regrettait « de ne pas avoir mis votre principe à l'essai. Ajoutant : « Ne « manquez pas de me voir tous les quinze jours, afin que je suive « la marche du traitement. »

1. C'est le jeu habituel de nos maîtres. Ils exagèrent la situation pour avoir un plus grand mérite en cas de succès amenant la guérison d'une maladie inexistante ; ou en cas d'insuccès, une excuse les mettant hors de cause.

. Le parvenu de la médecine est en général un arriviste auquel tous les moyens sont bons. Lisez pour être édifié *Crudanet des Morticoles*, qui a disparu récemment.

« Depuis dix jours que je m'électrise, je suis rempli de joie,
« car une grande amélioration se manifeste dans mon état général
« et ma vue se modifie énormémentt »

L.... à P...

—o—

3349. « *Tumeur de l'apophyse entraînant l'atrophie complète du nerf*
« *optique de l'œil gauche et partielle de l'œil droit.* J'ai fait votre trai-
« tement depuis le 11 mai 1917, et je viens vous annoncer aujour-
« d'hui, 10 août, une amélioration considérable. C'est la vie qui
« me revient, car les divers oculistes, dont les maîtres de l'*Hôtel-*
» *Dieu*, m'avaient donné peu d'espoir. »

L..., commis des Postes, à *P...*

J'écris dans mon Dictionnaire que l'œil est l'un des organes le plus désigné pour l'action du courant E C. V. Je dépeins en même temps, l'état d'esprit déplorable de ces spécialistes plus dangereux que quiconque pour l'électricité, car ils l'emploient assez généralement mais de façon ridicule et absurde (v. 1589-61). Mieux vaudrait pour tous, être en présence d'indifférents que d'avoir à lutter contre une prétention fabuleuse (v. 3248-77) et une ignorance profonde et inaccessible aux principes les plus élémentaires.

C. C.

—o—

3341. Môle. « Ma femme présentait une santé délabrée. Plusieurs
« médecins, dont des majors, déclarèrent une intervention chirur-
» gicale nécessaire. Ma femme et moi repoussâmes cette idée.
« Le hasard me mit sous les yeux votre livre, et je compris
« qu'étant données les propriétés éliminatoires du courant, le *môle*
« (c'est ainsi que les maîtres désignaient sa maladie), devrait être
« éliminé.
« Ça n'a pas manqué ! Après quelques applications, une quantité
« énorme de matières se présentant en grappes fut expulsée et depuis
« ce moment, ma femme jouit d'une santé parfaite. »

Cette guérison est une belle manifestation du courant électrique ! Comment expliquer cette Puissance éliminatrice ? Mais toujours de la même façon! La formation de ce *môle* ne peut être attribuée qu'au mauvais fonctionnement d'organes divers : le courant E. C. V. rétablit ce fonctionnement, et ces mêmes organes n'ont plus qu'un but fatal ; se débarrasser de l'élément morbide qui les gêne !

La conclusion générale s'impose : C'est que, avant de faire intervenir le bistouri aux conséquences immédiates ou futures souvent terribles, il faut appliquer le courant ; le Docteur *Goymier* ne dit-il pas (v. 3061-56) que « c'est dans le cas où l'emploi du courant ne lui paraît pas indiqué qu'il obtient les plus éclatants succès ? » C'est donc un essai sans danger, également intéressant pour la vie et pour l'escarcelle du malade.

—o—

2368. *Sujet non réglé, santé mauvaise, maux de tête violents, intelligence médiocre.* (Aménorrhée)

« Je viens de nouveau vous parler de ma fille que je soigne avec « votre appareil B. 121, depuis le 1er octobre.

« Elle était très en retard pour sa formation et voilà que ça lui « est arrivé hier, 30 octobre. Elle n'a pas plus souffert que ça et je « me demande s'il faudrait que je continue à lui placer l'appareil « à cause de cela. J'attends votre réponse et je l'ai enlevé. »

Mme F... à St-C... (Aveyron).

Il est difficile, sinon impossible, de faire comprendre au public que l'électricité E. C. V. est un simple secours à la Nature et que tout ce qui peut arriver pendant son application, *en bien ou en mal*, doit être accompagné du courant.

En Bien, pour le sanctionner, le consolider.

En Mal, pour ramener l'état pathologique à l'état normal. Volontiers, comme dans l'espèce, on assimile l'action active, préventive et inoffensive du courant E. C. V. à celle toujours nocive de la drogue et les règles qui sont la pierre de touche de l'art médical de la femme, devraient la conduire à conclure au rejet absolu de la médecine chimique.

Le courant, dans ce cas, a été appliqué à l'état général (front et pied) ; l'action de l'E. C. V. sur la circulation est donc une fois de plus établie sans réserve.

Le courant E. C. V. ne doit jamais être abandonné. N'est-il pas, en effet, le « *chien de Berger de l'économie* », toujours prêt à la moindre alerte ? Or, dans ce cas, en particulier, on ne peut admettre que le flux sanguin établisse ses lois sans heurter quelques éléments économiques ? Alors, pourquoi ne pas accorder une confiance illimitée au héros de cette perturbation momentanée ?

Tout au plus ai-je observé qu'il est de bon sens de ne pas commencer le traitement E. C. V. au moment de l'apparition des règles, soit que le traitement intervienne pour la première fois, soit qu'il intervienne après une suspension de quelques semaines. Il peut causer un léger retard de 4 à 10 jours, sans importance d'ailleurs, mais impressionnant pour la femme qui montre toujours à l'électricité une certaine défiance, quelle que soit la reconnaissance acquise.

—o—

3362 (*Voir le même* 2730-122) :

« Ai-je besoin de vous dire que je suis toujours satisfait de « votre pile. L'autre jour mon cinquième fils âgé de 2 ans 1/2 a « eu une crise foudroyante d'entérite provoquée par des raisins « mangés en cachette. Le médecin était des plus pessimistes. Le « remède ne se trouvait pas à V..... Il a fallu l'attendre de Tou- « louse pendant plusieurs heures. J'ai tout de suite mis la pile « à l'enfant, et de l'avis de tout le monde, l'effet a été immédiat ; « une heure après, il dormait tranquillement, les lèvres tièdes « passées roses au lieu de violettes. Le médecin, un de nos amis, « est revenu à 6 heures du soir, affolé et croyant trouver le petit « mort. Il l'a trouvé jouant avec ses frères, le plus gai et le plus « bruyant de tous. Le pauvre docteur en était ahuri.

« Quant à mon fils aîné, j'ai été très étonné l'autre jour, de « constater qu'il allait moins bien, et avait des phénomènes « inflammatoires, qui avaient disparu depuis la pile. En vérifiant « l'appareil, j'ai constaté qu'il ne marchait plus, et que les fils

« étaient cassés. Je lui ai donné un autre appareil, et il va beau-
« coup mieux.
« Pendant ce temps, je serai obligé de m'en passer, et je le
« regrette. » *J. de M..., à St V.*

Cette observation confirme péremptoirement les prétentions de l'E. C. V. « d'être le médecin de la famille, le protecteur inoffensif, énergique et immédiat de sa santé ».

**Combien d'angoisses, de larmes*, de regrets la mère de famille s'éviterait-elle si, moins routinière, moins hypnotisable par l'autorité illusoire du médecin, si moins négligente dans l'accomplissement de ses devoirs envers la santé (1) et dans l'espèce, dans l'accomplissement d'une manœuvre en réalité insignifiante, mais qui a le tort de faire exception à ses moyens ancestraux, elle réfléchissait, comprenait, appliquait ce protecteur Universel que je m'efforce de lui imposer!

Mais quoi! S'il est démontré que rien n'est plus injuste qu'une mère... injuste, on peut remarquer que rien n'est inconsciemment plus barbare, plus cruel! Ne conduit-elle pas de gaîté de cœur son enfant vers ces mercantis-mutilateurs d'amygdales (2), ces râcleurs de larynx, tous ces sauvages parasites de l'humanité, en leur prêtant même le secours d'une main trop souple hélas et nerveusement brutale, pour obtenir de l'innocente victime une tranquillité apparente péniblement greffée sur les affres (3) d'une vision terrifiante ?

1. J'ai vu dans mon entourage de nombreux exemples de ce que j'avance. Chaudes et véhémentes démonstrations d'amour maternel et en réalité : Indifférence des plus prosaïques.

2. J'ai déjà fait remarquer que *Littré* donnait à l'amygdale un rôle des plus nets et importants de ce chef. Pourquoi admet-il lui-même qu'on puisse s'en séparer? Voir p. 141* l'opinion d'*Hippocrate*, que la médecine devrait savoir considérer ; l'opération paraîtrait alors ce que je la fais : inconséquente et barbare (v. p. 51*). Hélas, elle est un des bénéfices le plus net de ce genre de spécialistes ; c'est une raison de passer outre au bon sens et à la philanthropie.

3. Si le poète qui a écrit : « Ne causez jamais aux enfants une peine même légère », assistait aux scènes de ces sortes de cliniques, il penserait que médecins et parents ne peuvent être accessibles qu'au knout.

L'électricité E. C. V. « *dont on ne doit jamais sentir l'action* », peut, chez l'enfant, les plus grands miracles. V. 3312-125. Il semblerait donc qu'un sentiment naturel poussât vers son essai avant l'intervention brutale ? Mais non ! L'opérateur oppose à toute velléité de ce genre, le résultat immédiat du bistouri et de la guillotine ; il affirme mensongèrement et sans savoir (ne l'ayant jamais essayé sur lui-même), que son intervention (1) est insignifiante ... et la mode, l'entraînement mondial commandent toujours à la femme et réduisent à néant (2) ses prudentes inspirations ! Non, ces interventions ne doivent pas subsister ! Je démontre, dans mon *Dictionnaire d'électrothérapie* que les organes supérieurs ont une irrigation plus particulièrement abondante et que l'électricité E. C. V. doit leur être appliquée sans réserve... Les faits confirment mes affirmations !

Réflexions suggérées par l'observation 3362 ci-dessus

C'est un réel danger d'avoir pour médecin un parent ou un ami !

L'influence du titre sur l'esprit de la famille, le bluff inévitable de l'orgueilleux titré, adulé par elle, sont des éléments de confiance irréfléchie qui envoûtent l'esprit le plus éclectique.

La famille obéit à deux de ces éléments : à l'homme

1. Je puis me permettre une opinion sur mon courant E. C. V. : je l'applique quotidiennement depuis 18 ans.

2. Constatation d'autant plus intéressante que la femme a été victime du trop fameux grattage (curettage de l'utérus) la fortune du médecin malhonnête, qui ne céda qu'à la Légion des mutilées, ramenées avec le temps à de plus saines aspirations. Or, si l'on a abandonné ou à peu près une méthode que *Malasvon* et consorts donnaient comme importante c'est donc qu'en réalité, elle était comme tout le reste, au moins inutile. ... Elle était de plus dangereuse !... les plus maladroits, comme les plus ignares se délectant dans son application ; la femme faisant facilement un idéal de l'indiscret qui pénètre dans son intimité !

et au médecin et se met d'elle-même dans l'impossibilité de douter ou de discuter.

Or l'homme est, le plus souvent, digne de la confiance de la famille.

Le médecin, rarement !

Mais l'un imposant l'autre, le danger reste grave et imminent.

En effet, le médecin ne peut, dans un tel milieu, avouer une erreur or, les erreurs sont pour lui, d'une fréquence désolante (1). (V. p. 38*.)

Il ne peut songer non plus à l'intervention d'un collègue qui diminuerait là son prestige... Le sujet est donc fatalement sacrifié (V. 2651-102). C'est quotidien !

Dans l'observation 2730-122, qui concerne la même famille, le médecin a déjà subi, dans un cas fort délicat de nourrisson et de nourrice, l'intervention glorieuse de l'E. C. V. à lui imposée par M. Yvonnet (2), (un simple industriel reconnaissant) qui sauva l'enfant (3) par son assurance démonstrative.

Comment admettre que dans cette deuxième circonstance, en présence de son impuissance compliquée par la topographie des lieux, le médecin n'ait pas songé à l'électricité E. C. V. ; et alors qu'il plie son autorité sous celle du père, par la raison que le père s'impose par le bon sens, et la compréhension du rôle exact du courant, alors que lui, médecin, n'y comprend rien ?

Mais encore ce médecin possède un appareil « qu'il emploie dans certains cas extrêmes » ??, avoue-t-il à M. Yvonnet. Il n'est donc pas ennemi déclaré de l'électricité.

1. L'intervention de la méthode E. C. V., fait voir que le médecin se trompe presque toujours, même quand il prédit la mort. (Lire les observations 2651-102 ; 2461-87 ; p 126).

2. Un prosélyte du genre de Richard par exemple, auquel de nombreux malades doivent la santé et la vie.

3. L'enfant, en effet, chétif et maladif, impliquait des sentiments des plus pessimistes.

Que fut-il advenu, s'il se fût trouvé là quelque médecin, adversaire dément et ignorant de l'électricité comme il en existe tant hélas, qui eut démontré au père le danger (1) d'une telle application et imposé au besoin, par les moyens connus, sa volonte négative? L'enfant était perdu !

Dans l'espèce, un médecin « dévoué, affolé », est-il dit, a bien des chances d'être écouté par un père ballotté entre ses affirmations mensongères et ses propres responsabilités.

Le danger est évident, irrécusable !

Serais-je donc partisan du bannissement du médecin ami ou parent (2)? Non, par Dieu ! mais alors qu'on lui adjoigne dorénavant le vrai médecin de la famille, le « chien de berger de l'économie », l'appareil E. C. V., en un mot, qui peut, qui doit toujours intervenir, sans danger, sans aucune hésitation et qui bien compris du médecin, recevant de lui les bénéfices d'une expérience à tout prendre intéressante, multipliera ses glorieuses manifestations et deviendra le miracle classique devant lequel s'inclineront toutes les Puissances humaines !

Attendons sous sa protection universelle le jour (3) encore lointain ou le médecin aura un art à la place de sa routine et de son ignorance !

—o—

3368 « Agé de 63 ans, j'emploie votre système depuis six mois, « et j'ai constaté avec satisfaction une *amélioration dans l'état général*

1. J'ai démontré surabondamment que le médecin était un importun bavard, parlant sans savoir et capable des plus graves méfaits,... par ignorance et par bluff !

2. Le médecin n'est réellement que par la pratique ! On peut donc espérer qu'à l'occasion il peut, s'il est observateur, trouver dans son bagage quelque bonne inspiration, soit un bon conseil. Hélas ! on voit par l'exemple ci-dessus, que le médecin reste le plus souvent « l'envoûté » de l'Ecole, fermé à toute manifestation indépendante.

3. Dans l'Observation p. 38*, le docteur J... reconnait l'insuffisance notoire du médecin et lui donne jusqu'à l'an 2000 pour arriver à comprendre ce qu'il fait !

« *sanitaire* (1). *Plus aucune fatigue, plus de goutte et faculté de travail* « *accrue. Plus de rhumatismes.* Je traite également une *fistule* avec « beaucoup de succès, en pleine voie de guérison. Atteint accidentellement d'une *Blennorragie*, je m'en suis débarrassé au bout de « 15 jours, sans aucun médicament ; l'introduction de votre sonde « munie d'une olive électrique, a été d'un effet simplement merveilleux suivi d'un soulagement inespéré.

« Je traite maintenant avec bon succès des *rétrécissements du* « *canal urinaire.*

« Je me félicite d'avoir trouvé cette *source* de *santé.* Je vous en « remercie chaleureusement avec autorisation de publier si bon « vous semble. »

A.. D..., place des Vosges, Paris

Ce que ne dit pas le sujet, mais que je peux ajouter pour lui avoir entendu dire, c'est que :

Alors qu'on lui demandait mille francs *au minimum, pour lui appliquer* « *l'électrolyse* » *(voir p. 52*), il ajoutait à sa batterie B* 121 6 *piles, qu'il possédait déjà pour sa santé générale,* une sonde *à bague métallique de* 6 francs *et qu'il possède pour une dépense de* 120 francs environ, *un médecin à demeure* (*v.* 1916-124) *capable de le sauver de toutes les misères de l'existence!*

Le courant E. C. V. permet, dans l'espèce, une action plus intense du médicament, en préservant les organes distributeurs de la fatigue qu'il occasionne fatalement.

Je ne saurais trop remercier M. *D*... de l'autorisation spontanée qu'il me donne de publier son cas. Il se joint au petit groupe de malades philanthropes et indépendants, qui considère que toute affection quelconque venant d'un acte normal, naturel, n'entraîne aucune considération équivoque.

Au médecin : Je ne puis traiter cette question sans adresser un sourire de pitié, à tous ces médecins assez sots pour ne pas deviner la simplicité de cette application, sous les excentricités et la parade des tant spécialistes divers, sinistres farceurs qui se sont fait un tremplin de « l'électrolyse ».

1. Voir 2785-57 ; page 59* ; 3121-75 ; 1951-92 ; 3061-59.

Le Docteur *Lafond-Greletty*, appréciant mes œuvres, déclare que j'ai remis les choses au point, en écrivant *que l'électrolyse n'existait pas et que même elle ne peut exister dans ce cas*. Je le démontre d'ailleurs de façon irréfutable.

C'est par centaines que les médecins sont venus apporter à Fort et à d'autres leurs cinquante ou cent louis (car ces bons apôtres ne ménageaient même pas leurs collègues), alors qu'il leur était si facile de s'en passer.

Et s'il y avait récidive, ce qui était fréquent, avec de tels opérateurs, le pauvre innocent retournait sans hésiter vers son coûteux et dangereux collègue. Il semble bien, comme le dit le Docteur La Fontaine, 2785-57, que l'Ecole ait accompli, là comme ailleurs, son œuvre d'envoûtement (1).

Réflexions d'Intérêt général

Cette observation vient à point pour attirer l'attention du public sur l'effroyable abus que le parcheminé (le Docteur médecin), commet sous le couvert de l'indifférence de l'Etat.

Elle démontre que, ainsi que je l'ai toujours prétendu, le malade peut le plus souvent se passer du médecin, puisque cette intervention est donnée comme l'une des plus délicates (2).

La plupart des cabinets spécialisés aux maladies vénériennes, montrent une organisation déplorable qui doit

1. Il n'y a qu'en médecine qu'il soit donné de voir des maîtres réputés, utiliser un principe pendant des années sans le connaître, que dis-je, en lui donnant des propriétés qui n'existent pas... et perpétrer leur œuvre inqualifiable, en continuant malgré les avis publiés par des journaux spéciaux, l'enseignement aux jeunes générations d'une erreur fondamentale.

2. Toutes ces appréciations sont erronées ; les organes génitaux pas plus que le cœur et le cerveau, ne présentent aucune délicatesse spéciale pour celui qui, comme moi, intervient logiquement, sensément et ne commet rien sans avoir pris l'avis de la Nature. Ces appréciations erronées de la médecine sont la conséquence de son ignorance,

amener les pires malheurs : Le service immédiat, direct, est le plus souvent confié au subalterne le moins désigné. J'ai vu un gamin de 16 ans, préposé aux courses et au nettoyage du cabinet, sonder les malades, mettre en place l'instrument actif, en attendant le médecin !

De l'antiseptie ! que dis-je, de la simple propreté ! il n'est même pas question... C'est épouvantable !

Et il ne se trouve personne pour dénoncer ces cavernes du mal !. Personne, parmi les malades pour apporter les preuves de leur triste état causé par l'inoculation des virus ambiants ! Hélas tous ces malades sont des honteux ; les bourreaux les escomptent ainsi !

Nos pauvres soldats, victimes si nombreuses de ces essaims de femmes et surtout de fillettes qui encombrent les voies et les gares, sont attirés par des prospectus que, malgré la défense formelle, on continue de distribuer sous l'œil indifférent des préposés à l'ordre, et ils se rendent en masse chez ces exploiteurs aussi dangereux pour leur santé que pour leur bourse.

Si la médecine était sérieusement organisée : si le conseil de discipline que j'ai toujours envisagé était créé, si le médecin, faisant mentir les Professeurs *Gautier, Dantel et autres*, qui le voient *Boche*, montrait encore un peu de patriotisme à notre *Belle France*, il se taillerait une gloire facile dans le contrôle de toutes ces entreprises d'exploitation humaine.

Cette question est d'autant plus urgente, que nos poilus reviennent de temps en temps au logis, qu'ils ont le ferme espoir d'y reprendre leur place un jour, et qu'il est du devoir d'un médecin vraiment français (1), de protéger la femme, la ménagère française, contre l'empoisonnement de la famille !

Car, on l'a bien compris, le contact du cabinet de ces spécialistes est le plus souvent plus redoutable que celui

1. Voir p. 180*, p. 184.

de la prostituée elle-même; il y a là une grosse question sociale que nos ministres devraient considérer attentivement.

—o—

3369. 8/11/17. « Nous sommes aujourd'hui à la 78e application « et avec l'aide du petit bonnet (filet) qui assure le maintien de « l'électrode toute la nuit, de 10 heures du soir à 6 heures du matin. « Il y a 58 applications sans aucun dérangement de l'électrode de « tête. »

« Aussi depuis environ trois semaines, la constipation a cédé, « notre malade a même très souvent deux selles le même jour. Il « suit une bonne hygiène alimentaire. Il n'a plus eu de crises « d'épilepsie depuis le 19 mai dernier. »

A... M..., Monaco (Principauté).

Alors que la médecine est impuissante en présence de l'épilepsie, je puis présenter un certain nombre de succès qui sont la conséquence logique du principe de ma méthode E. C. V. (3002-88); malheureusement je suis relativement peu connu dans le public, malgré les milliers de sujets qui propagent mes idées, et les malades de ce genre vont toujours vers les « spécialistes » ... en insuccès (oui, en insuccès, puisque ces affections restent toujours au meme point). Le raisonnement, la réflexion condamnent la médecine, alors qu'ils révèlent la Puissance illimitée du Principe E. C. V, (voir 3061-56)!

La reconnaissance d'un médecin

(Lettre de M. Richard, de Cercoux.)

231. « Cher Monsieur,

« Le sujet, clerc de notaire, dont je vous ai parlé, qui est venu « s'installer ici pour suivre votre traitement, m'exprima un jour « l'intention d'aller voir le docteur *L... G...*, dont vous parlez « dans vos œuvres, je l'y encourageai !

« Mais quelle déception pour moi ! Je pensais que le Docteur « devait comme moi-même vous glorifier, puisqu'il vous doit « tout d'après ce que vous m'avez fait lire. Ah bien oui ! C'est « avant tout un médecin comme vous les dépeignez et je pense « que dans l'avenir, vous n'aurez pas d'illusion.

« Mon malade n'en revenait pas. Jugez plutôt !

« *Le Docteur.* — Eh bien, Monsieur, puisque vous voulez faire « des petits courants, ce sera pour vous un louis !

« *Le Malade.* — Monsieur, connaissez-vous M. Chardin ?

« *Le Docteur.* — Non ! C'est un électricien quelconque fabri- « cant d'appareils pour la médecine, son nom m'est ainsi connu !

« *Le Malade.* — Cependant, Monsieur le Docteur, il se dit « inventeur d'une méthode pour l'application d'un principe « personnel.

« *Le Docteur.* — C'est possible, mais je ne sais ce dont il s'agit. « Il y a tant de gens qui veulent se faire passer pour malins !

« *Le Malade.* — Mais au moins, est-ce un honnête homme ?

« *Le Docteur.* — je le crois !

« *Le Malade.* — Mais alors les guérisons merveilleuses qu'il « annonce seraient exactes ?

« *Le Docteur.* — Ah ! quant à cela, c'est autre chose. Vous « savez bien qu'on écrit ce que l'on veut ! »

Décidément le Docteur avait raison de me placer dans les pauvres d'esprit. Je n'aurais jamais eu le talent de tirer un tel parti d'une situation où la confiance tenait la plus grande place. Oh ces Baziles !!

Il faut dire pour être exact que j'en avisai immédiatement le Docteur L... G... et qu'il me répondit « qu'il ne se rappelait nullement l'incident ».

Ce fait n'est d'ailleurs pas isolé. Je suis averti, par ailleurs, « d'une intervention incompréhensible de la part d'un homme qui me doit tout *P...*, *pharmacien* ».

— o —

Je prends dans mon Dictionnaire médical cette seconde et intéressante leçon.

M. X..., un convaincu militant, me demande un médecin pour suivre sur lui les effets de ma méthode.

Mes observations ne le démontent point.

Je voudrais, Monsieur, dit-il au Docteur R... que vous m'examiniez attentivement, et je reviendrai ainsi chaque mois afin de constater scientifiquement (oh combien !) les effets du courant de Chardin.

Le Docteur l'examine, l'ausculte...

« Prenez, dit-il, du vin Gallien !... C'est un louis ! »

Jamais je ne vis ahurissement semblable à celui de mon naïf client !

Ces exemples ont pour but de faire comprendre à un certain public qui me demande le nom d'un médecin, combien je dois me montrer circonspect. Je crois d'ailleurs que dorénavant, après avoir compris ma situation de Chef d'une Ecole nouvelle et l'indifférence générale du médecin, cette demande ne se présentera plus. La prévoir m'a cependant paru prudent (1).

Je suis maître absolu de ma méthode. Les médecins n'y comprennent rien le plus souvent.

1. Le médecin est pour le malade comme le précipice pour l'excursionniste débutant : il l'attire ! C'est sa perte s'il obéit ! Or le premier est autrement dangereux que l'autre ; il a de nombreuses armes : toute la gamme, du mensonge... et il sait s'en servir... et tue à petit feu !

Dictionnaire d'Électricité Médical

Quelques appréciations

(500 ont été demandés en 3 mois)

3105. « Vos ouvrages sur la médecine électrique sont uniques
« et le seront de tout temps.
« Ils sont des plus estimables parce qu'ils portent l'espoir au
« cœur du malade par l'assurance qui découle de vos raisonnements
« tout de logique et de bons sens.

D..., à L...

—o—

3234. « J'ai lu votre Dictionnaire et je me suis rendu compte du
« travail colossal auquel vous avez été astreint pour arriver au
« but. Vous avez accompli une œuvre de la plus haute valeur
« pour l'humanité et dont les résultats futurs peuvent être incal-
« culables.
« Votre Dictionnaire de toutes les maladies est le digne complé-
« ment de votre méthode E. C. V.; il est appelé certainement à
« un grand succès.

C..., à R...

—o—

3232. « Je ne sais comment vous exprimer toute mon admiration
« pour votre Dictionnaire. C'est un résumé complet qui contient
« en un petit volume ce que les médecins n'auraient pu faire
« contenir dans 30 volumes.
« Il est très intéressant et instructif; je l'ai prêté à un ami qui
« ne tarissait pas d'éloges, je vous les transmets avec les miens. »

B..., à M...

—o—

3250. « Votre Dictionnaire est bien intéressant, je le lis avec
« attention, il est bien fait, bien clair et très pratique. »

L..., à Bordeaux.

—o—

3257. « J'ai lu quelques articles de votre Dictionnaire spécial.

« C'est amusant et même désopilant. Je l'ai placé tout près de mon « bureau pour les jours où j'aurai l'humeur sombre.

« Faut-il que je vous mentionne une expression à ajouter à « votre prochaine édition, sans vouloir passer pour un pédant, « c'est du « steppage », expression sortie de la bouche d'un ami. »

R... J..., pharmacien, Algérie.

—o—

3256. « Je vous remercie et je vous suis bien reconnaissant de « l'envoi de votre Dictionnaire. C'est un magnifique ouvrage. »

D..., à *L...*

—o—

3254. « Je vous avoue que je ne regrette pas l'argent de votre « Dictionnaire, j'approuve votre méthode qui seule est sensée.

« J'espère la répandre autour de moi et vous faire acheter « beaucoup d'appareils qui vous vaudront la renommée que vous « méritez. »

L..., à *N...*

—o—

3243. « Votre Dictionnaire me paraît fort clair et fort pratique « et j'espère tirer grand profit de son étude. »

P. D. C..., pharmacien-chimiste, à *L...* (*Seine et-Oise*).

—o—

3238. « J'ai complètement lu votre Dictionnaire et passé de longs « et agréables moments. Je l'ai prêté à deux amis, des érudits. « Tous deux, comme moi, ont été émerveillés. »

B..., à *M...* (*Aveyron*).

—o—

3264. « En présence des résultats obtenus, on doit se faire un « devoir de propager une méthode qui a pour elle une garantie de « réussite vraiment extraordinaire. Votre Dictionnaire m'intéresse « énormément ; seul le temps me fait défaut pour le parcourir à « loisir. »

Abbé *A. W...*, à *l'abbaye de L...*
transformé en hôpital très important.

—o—

3298. « Reçu le Dictionnaire demandé. Merci ! Nous le potas- « sons avec une attention constante et des plus émerveillée. »

J. B..., à *C...-F...* (*Puy-de-Dôme*).

3310. « Quel bel ouvrage, quelle conception et quelle somme « de travail ! Comme tout est clair, précis et logique ! C'est le « couronnement de votre œuvre, Monsieur Chardin, c'était indis- « pensable ! Vous mettez ainsi à la portée de tous, les moyens « de calmer bien des souffrances et c'est aussi le plus efficace « pour répandre votre méthode, la faire connaître et apprécier !

« Recevez mes chaleureuses félicitations.

« Votre Dictionnaire va m'être bien utile ! Combien de fois je « me suis trouvé embarrassé pour renseigner un malade, alors « qu'à l'avenir des réponses plus précises vont me donner plus de « poids. »

A. G..., à R... (Alpes-Maritimes).

—o—

1236. « Travail de prodigieuse érudition qui a su introduire la « gaieté dans la science. »

T. interne des hôpitaux

—o—

3315. « Je vous remercie de tout mon cœur, Monsieur Chardin, « de votre Dictionnaire qui, non seulement est de la plus haute « utilité mais constitue également pour vos amis un précieux « souvenir. Je me refuse à croire qu'il soit, selon votre propre « expression, la dernière lueur d'une lampe prête à s'éteindre, « vous n'êtes pas si âgé que cela et j'ai la ferme conviction que « vous avez encore de longues années à vivre d'une vie ardente, « pendant lesquelles vous poursuivrez votre tâche si noble et si « belle pour le plus grand bien de l'humanité. »

A. Richard, à Cercoux (Char.-Inf.)

—o—

3223. « J'ai bien reçu l'exemplaire de votre Dictionnaire d'élec- « trothérapie. En attendant que mes loisirs me permettent de « l'étudier plus à fond, je l'ai parcouru avec le plus grand « plaisir et j'ai lu surtout avec beaucoup d'intérêt la descrip- « tion de votre méthode cinésique vasculaire.

G. C..., pharmacien, à T... (Yonne)

L'Esprit des Autres (*suite*)

Documents concernant les ennemis de ma Méthode

les incrédules aveugles et sourds
par envoûtement (1) *officiel et qui ne veulent*
ni voir ni entendre !

Ces documents permettront de voir que tout n'est pas rose dans le rôle de « Bienfaiteur de l'humanité » et combien il est excusable celui qui, comme le Docteur Lafond-Grellety, page 55*, confond l'intérêt avec la philanthropie.

Cependant, il faut considérer que ces exemples, dont l'honnête homme ne doit tenir aucun compte, sont relativement rares et ne viennent que de médecins qui se jugent par leurs fautes.

« Fidèle lecteur de *La Liberté*, c'est sous l'empire de la plus « vive émotion que je viens vous remercier tant de la réclame que « vous nous faites, que de la contribution bien involontaire, je « m'en doute, que vous avez apportée à la solution d'un problème... « angoissant.

« Après la lecture de l'odyssée de l'âme du professeur *Céphalo* « parue dans *Le Matin* du même jour, nous nous demandions dans « qu'elle carapace elle avait pu se loger lorsque, ô surprise, ô « miracle ! nous avons reconnu le souffle intelligent dans l'article « du très illustre *Professeur Chardin* !

« Et je signe en vous autorisant à me reproduire, un fidèle « lecteur de *La Liberté* et un multi-parcheminé désireux de « connaître les parchemins du T. I, professeur Céphalo-Chardin. »

1. Voir 2785-57; 3312-125; p. 59*; 3336-97; 3302-133. Voit on cet objet rare aux parchemins provocateurs, en présence du cas 3312 ou du 3302 ?... Lis donc, polisson, ce qui te concerne, sans doute, page 166.

Vous voyez, lecteur de quelle façon ma Méthode est critiquée, par ces parcheminés? Aucune observation sur la méthode elle-même, parce qu'ils se rendent compte que devant les faits indiscutables, toute critique sérieuse est impossible. C'est pourquoi faute de mieux, ils se contentent de réflexions de la valeur de celle-ci, et qui traduisent pleinement l'impuissance de l'Ecole, en présence du principe de l'E. C. V.

—o—

Je voudrais bien, disait un jour, le jeune *Docteur B...* entrant en coup de vent dans mes bureaux, voir la « gueule » (1) de ce Monsieur qui se permet d'écrire ainsi sur le monde médical. »

Quoique j'eusse entendu, rendez-vous fut pris par mon employé pour un autre jour. J'avais également vu sans être vu.

Ce fut moi qui reçus alors le Docteur..., un petit agneau (2)... et nous nous entendîmes si bien qu'il devînt immédiatement mon client !

Cela pour bien établir que mes écrits et l'homme n'ont aucune ressemblance et qu'ils sont dictés par une béatitude, une indépendance, un besoin de vérité tout à fait exclusifs.

—o—

1916. 7/1/12. « Je dois vous dire que votre lettre ne m'avance « pas à grand chose, car alors que je vous demandais des choses « précises, vous me répondez par des généralités.

« Pour ma part, je ne pense pas arriver jamais à votre concep- « tion un peu trop simpliste (v. 3061-59) du traitement des « malades. Je ne crois pas que l'homme ait été créé pour trans- « porter constamment avec lui une petite annexe pour la produc-

1. La salle de garde perpétue ses effets presque indéfiniment.

2. Le médecin, les morticoles s'imposent par le bluff et montrent une lâcheté toute particulière quand ils trouvent à qui parler. Ils sentent fort bien qu'ils sont incapables de soutenir une discussion sérieuse sur n'importe qu'elle question : ils sont trop universels !

« tion d'énergie électrique. Votre principe est enfantin et repose « d'ailleurs sur une erreur. (V. p. 97*; 2785-57; 3246-77.)

« Non, Monsieur, il n'y a pas que des maladies de la circulation. « J'ai tout un dossier d'observations pour le prouver, mais je sais « que je ne vous convaincrais pas.

« J'ai été malade, moi aussi, comme le Docteur Gasparini (1). J'ai « eu une crise de neurasthénie qui m'a duré plus d'un an; j'avais « alors une pression artérielle impossible à mesurer au sphygmo- « manomètre tant elle était faible. Avais-je pour cela une maladie « de la circulation ? Non, mais des troubles circulatoires, à la « suite de troubles digestifs dont je suis venu à bout sans l'ombre « d'un courant électrique, grâce à un régime approprié et à quel- « ques médicaments anodins; et j'ai actuellement une pression « artérielle normale ».

Docteur Maurice Didier, 12, rue Thiers, Reims,

Si ma réponse fut peut être incomplète jadis, il m'est facile aujourd'hui de la faire courte et irréfutable : les événements et les succès sont plus éloquents que toute argumentation quelconque. Le *Docteur Lafontaine* page 58*, qui a une affection de l'estomac comme le *Docteur Didier*, se guérit en quelques heures (au lieu d'une année) sans régime, sans soins particuliers.

Quant à l'universalité de l'action circulatoire, il suffit de lire et de comprendre toutes les observations qui précèdent pour n'avoir plus à hésiter. Comment, en effet; expliquer qu'un seul principe, un seul appareil, un seul mode d'application puisse être victorieusement appliqué à tous les cas, si tous ces cas ne découlent pas d'une même cause. Quelle peut être cette cause ? Elle ne peut être qu'un phénomène général, celui qui alimente tout l'organisme : la circulation par conséquent ! D'ailleurs, pourquoi faire fi de la circulation quand on admet des « tronbles circulatoires » ? C'est vouloir vraiment se tromper soi-même,

1. Le cas *Gasparini* que l'on trouve dans mes opuscules précédents fut d'autant plus glorieux que je venais bon dernier dans un cas soumis à toutes les facultés mondiales sans le moindre succès.

Le Docteur *Lafond-Grellety*, qui me doit sa situation actuelle, et le reconnaît d'ailleurs par ses observations (page 51), a obéi à une loi générale qui, comme l'E. C. V. ne peut varier ; il a, comme les apôtres de Jésus, renié son maître et conseil.

Il n'y a rien de nouveau sur notre planète !

Je copie :

Gazette hebdomadaire des Sciences Médicales de Bordeaux.

« On reconnaîtra que j'assume une lourde tâche (1) en présentant « au public médical les résultats d'une méthode dont le plus grand « tort est *d'avoir été créée de toutes pièces par son auteur M. Chardin* (2). « Celui-ci, que je ne connais point, n'est pas tendre du tout pour « les médecins en général et plus particulièrement pour ceux qui « font de la spécialité électrique. On pourrait presque dire, « comme le grand pamphlétaire qui, autrefois, se faisait un devoir « de déjeûner du curé, M. *Chardin*, avec le talent d'écrivain de « M. Rochefort en moins, se fait un jeu de souper chaque jour « d'un docteur en médecine. »

J'arrête ici la citation, en regrettant de n'avoir pas d'autre papier à perdre, car tout serait à analyser... avec avantages pour moi. Je me contenterai de constater le coup de pied de l'âne (il s'agit d'un médecin électricien (3), qui avant de me connaître, n'a pas réussi).

1. Nouveau Samson, il sent dans le mince bagage théorique mais suffisant, de mon principe, l'importance magistrale, le poids colossal qui doit anéantir la vieille médecine empirique et s'imposer au monde.

2. Où pourrait-on trouver un jugement plus sévère que celui-ci ? Quelle Science offrirait le spectacle de l'abandon d'un principe visant le bien de l'humanité, sous un prétexte aussi ridicule ? Seule la médecine est capable d'une telle abomination, seul le médecin peut trouver dans son cerveau atrophié, une turpitude aussi monstrueuse ! Oui, le médecin seul est capable comme dans les cas 3312-125 ; 2024-131 ; 3362-151, etc., de laisser crever son propre enfant plutôt que d'utiliser un principe émanant de moi seul ! J'en ai déjà eu plusieurs exemples ! Ah l'horrible chose que cette pitoyable Ecole, qui jette dans le monde de si impitoyables vampires.

3. Innocent ! Notre jeune Docteur (ne le connaissant pas, je le juge par le fait) ! ne sait-il pas que ces Pontifes (il y a des agrégés, s'il vous plaît !), furent appelés les « fruits secs » de la médecine.

L'un d'eux qui le touche de près, ne fut nommé agrégé qu'en raison de son intelligence inférieure « mettant ses collègues à l'abri d'une concurrence dangereuse. »

Il suffit de lire ce qui me concerne dans mon Dictionnaire médical pour établir mon bilan de fatuité et de bluff! Je ne suis pas médecin ni ne veux le devenir! Ah! mais non! J'espère pouvoir toujours agir sans le secours des autres! Je n'ai jamais appartenu à un Syndicat même honnête. Alors!...

De plus, le Docteur L. G... juge lui-même ses collègues en supposant qu'ils n'auront pas l'esprit assez développé pour discerner mon insuffisance.

Ah! ils sont intéressants les fabricants d'électricité portant enseignes de Docteurs-spécialistes!

Voyons, naïf docteur, se sont-ils même inquiétés de la nouvelle méthode que vous présentiez si péniblement?

Et puis, vous avez l'âge de raison, puisque vous êtes docteur! vous connaissez donc les fourberies, les crimes dont se rend coupable votre société d'élite! Elle fait trembler un tribunal habitué des causes criminelles et alors que l'avocat qui épluche ses forfaits, ne les connaît que très incomplètement. Il n'y a d'exemple nulle part, d'une société instruite, poussant le cynisme et la bassesse aussi loin! Et je serais blâmable d'avancer quelques vérités? Je ne le crois pas.

L'avenir me donnera sans doute l'occasion de mettre au grand jour des documents plus sévères!

Je demeure confiné dans mon défi, jeté à la face de la médecine, j'attends! (v. p. 5).

Le Docteur L... G... a dû, je crois à ma méthode, de quitter la campagne pour la ville, d'être quelqu'un dans le monde médical... honnête? Peut-être eut-il été mieux inspiré, en s'abstenant de ces réflexions.

Je tiens toutefois à lui faire remarquer que je suis au-dessus de ces gamineries de salles de garde, puisque pouvant les abandonner dans le silence qu'elles ont mérité, je me fais un plaisir de les mettre au grand jour!

Si jamais notre intègre Docteur arrivait à se substituer à ma personnalité, oh! par simple distraction, sans doute, je pourrais voir dans cette attaque et dans d'autres faits dont j'ai pris note (1), l'intention lointaine de désagréger ma réputation et ma méthode dans un but d'élimination intéressée... et j'agirais !

Oh ! le médecin est capable de tout, vous le dites vous-même, cher docteur, quand vous vous montrez si soigneux de votre isolement (voir p. 55*).

1. Un travail très intéressant a été fait sur la *phlébite* par le *Docteur L... G...* Il conclut à la *panacée*. Sans être orgueilleux j'aurais été heureux de trouver mon nom mêlé au résultat glorieux !... dû non-seulement à l'application de mon principe, mais encore amené par mes succès antérieurs qui appelaient l'attention du Docteur. Je comprendrais cette... négligence s'il y avait quelque chose de personnel dans ses succès, mais il ne fait que plagier, dans tous les cas, puisque j'ai fait de mon principe un élément Universel et que mes innombrables succès ont frappé dans tous les genres.

La Médecine, les Syndicats, les Tribunaux

Véritable défi à la Société Moderne

L'affaire *Macaura* maladroitement amorcée par le syndicat des médecins (1) de la Seine donne l'occasion à ce nouveau « *M. Loyal* », des cirques parisiens, de soulever le voile qui fermait la « chapelle » aux regards indiscrets du monde. Moi-même, qui ai toujours fréquenté le médecin, je n'aurais jamais cru que mes amis, portant fier et quelquefois beau, puissent appartenir à de semblables combinaisons.

On pourrait lire dans le *Matin* à propos de cette affaire :

Le substitut Roux: « Voulez-vous que je vous dise que la Société « la « *Prévoyance Médicale* et des Eaux Minérales » est peut-être « indigne de toute admiration ? Eh bien je le dis, et je le dis parce « que je le pense.

« Je ne veux pas être sévère à leur égard, il ne faut pas confondre la *Prévoyance Médicale* avec le corps médical tout entier : Celui-« ci se compose de 25 000 médecins et la *Prévoyance médicale* « compte 7.000 membres (2).

« Et maître Philippe, avocat de *Macaura*, continue par un réquisi-« toire contre l'organisation du corps médical « qui, avec des agendas « de publicité comme le *concours médical*, des moyens d'action et « de défense comme le *sou médical*, des *sociétés de produits hygiéni-« ques*, diététiques, comme la *Prévoyance Médicale* et ses *Syndicats*

1. J'aurais compris, en effet, qu'ils arrêtassent le clown Macaura, alors qu'il jonglait dans les cirques et avant qu'il n'eût cueilli les millions de nos bons gogos, mais après ? Sans doute ils n'avaient pas en perspective l'aumône que le Tribunal leur a accordée... et qu'ils n'auraient même pas dû accepter ! Je crois, tout bonnement, qu'étant donnée l'ignorance de nos médecins, ils ne devaient pas être sûrs de la mentalité de Macaura !.., et qu'ils se disaient *in petto* : « Si cependant il avait raison ! » Ils en sont là !

2. Ce chiffre n'est-il pas édifiant ? Qu'en pense le public ? Or il est loin d'être exact, il ne vise en effet qu'une association, et elles sont des centaines de même numéro.

« *médicaux* agents de publicité et d'expansion des intérêts de ces « différentes associations, faisaient tout ce que la loi de 1892 sur « l'exercice de la médecine, la loi de germinal sur l'exercice de la « pharmacie, la loi de 1884 sur les syndicats professionnels et la « loi de 1901 sur les associations ne cessent de condamner (1). »

« Prenant notamment l'annuaire du syndicat des médecins de « la Seine, il a établi « que ce syndicat ordonnait que les premiers « devoirs (2) du médecin qui s'installe sont :

« 1° De s'inscrire à la *Prévoyance Médicale* ;

« 2° De recommander les Produits de l'agence de publicité du « Concours médical ;

« 3° De toujours faire une ordonnance auprès du malade, » même quand elle n'est pas utile (3) ;

« 4° De pratiquer la dichotomie (4) :

« 5° De mentir (5) même si besoin était auprès du malade et enfin « d'organiser une force syndicale si grande, qu'aucune mutualité, « aucun dispensaire, aucune association de prévoyance ou d'assis- « tance ne puisse donner gratuitement des remèdes et des soins aux « malades que les médecins ne reconnaîtraient (6) pas comme « indigents et de s'assurer ainsi des revenus importants (7).

1. C'est à se demander comment il se trouve des tribunaux qui, sur plainte de cette plèbe inqualifiable, condamnent des guérisseurs aux procédés inoffensifs. Il n'y a donc pas un cœur d'homme dans la poitrine d'un juge !

2. Ces gredins éhontés appellent cela un devoir ! Il serait intéressant de connaître le catéchisme complet des médecins de la Seine. Ceux de Province suivront... C'est bien le moins ! L'étoile de la Ville Lumière les conduit !... la qualité leur importe peu... C'est une grâce d'état !

3. N'est-ce pas du Boche tout pur, du boche distillé, du boche qui fait d'un peuple des bandits et des brutes ! Comment l'Etat et la Société peuvent-ils tolérer de pareils mécréants !

4. Combinaison abominable que, dans tous les autres métiers, on regarde comme honteuse.

5. Ne croirait-on pas être en présence des « gosses » d'une école primaire ? Comment un homme peut-il tomber si bas ! Il est vrai que j'ai démontré par ailleurs que quantité de médecins sont fous ou en voie de le devenir.

6. Bazile !! J'ai connu le fondateur d'une de ces sociétés, c'était un véritable tartuffe accompli, pratiquant fervent, ennemi du monde payant et d'un cynisme à faire trembler un poilu !

7. Pourquoi pas « importants et honnêtes » ?... car enfin qui peut déclarer que ces égarés ne pratiquent pas toute la gamme jusqu'à l'assassinat ? *Daudet* fait faire pire que cela à son *Foulanges*, et moi qui l'ai connu j'applaudis !

« L'impression du tribunal, qui écoute avec la plus constante attention la lecture des documents que Me Charles Philippe a « groupés et réunis, n'a cessé de se manifester dans un sens de « stupéfaction absolue et profonde des révélations qui lui étaient « faites. (1) »

Signé : *Le Vieux Docteur*, *Journal « Le Matin »*.

*La *Confédération générale du travail* dont les membres sont syndiqués pour combattre celui qui les fait vivre est un danger national dont profite l'étranger au détriment de l'industrie et du commerce français ; le fléau du *syndicalisme médical* est pire, car peut-on concevoir quelque chose de plus odieux qu'un syndicat contre les malades ! .

La Médecine, les Syndicats et les Tribunaux (*suite*)

Des quartiers de Paris, des rues entières, les rues de Lisbonne, de Calais, de Mogador, Blanche, etc..., furent envahies par ces parasites éhontés ! On y voyait des Académies, des Instituts... Tout cela est gavé de médecins légalement parcheminés, acceptant un rôle secondaire plus ou moins rénumérateur, toujours avilissant, obéissant passivement à l'agent commercial de l'entreprise (2). J'ai connu rue des Halles un institut spécialiste (3) du

1. On peut se demander si tous ces « herminés » confieront encore leur santé au médecin. Il n'y a aucun doute ! l'Ecole de Droit, dit le *Docteur J...*, p. 38*, est tout aussi envoûtée que celle de Médecine et ses produits tout autant contaminés ! Toutes deux procèdent des mêmes principes de routine.

2. Le médecin Directeur d'une succursale de remèdes *D...* contre la tuberculose, me reconnaît avoir ordonné à des malades des doses cinq et même dix fois plus fortes qu'il ne fallait, pour obéir au directeur commercial, qui, avant le consultation, avait déterminé la dépense forcée du malade par la constatation de sa situation. Le *Docteur R...* m'affirma plusieurs décès dus à ces pratiques abominables !

3. J'ai, entre les mains, des journaux et ordonnances de la *Médecine Nouvelle*, rue de Lisbonne, la plus grande escroquerie médicale du siècle (et cependant les Syndicats de pharmacie et de médecine donnent des exemples de vrai brigandages en l'espèce)... signés : *Docteur B...*, *Chevalier de la Légion d'Honneur !* Tant d'honneurs pour un tel métier !

cancer, fondé par l'ancien domestique du docteur *A... d'Et...*, de sensationnelle mémoire, lequel domestique choisit comme médecin protecteur (vis-à-vis de la Faculté) et parmi tant d'autres, le *Docteur Charles, portant ruban de la légion d'honneur*, et acceptant l'autorité du larbin, condamné quelques mois plus tard à plusieurs années de prison, pour vol. sur la plainte *d'A... d'Et...*

Dieu me préserve d'ouvrir mes notes sur ces lamentables sujets le volume n'aurait plus de fin !

Les ceintures *Mac-Lauglen* et autres furent du même genre, et elles eurent des médecins tant qu'elles en voulurent ! Tous connurent les tribunaux !

Le témoignage médical a surabondamment prouvé qu'il ne méritait aucune confiance. La collaboration d'un médecin, dans un acte de contrôle est donc dangereuse, et je m'étonne que *Lourdes*, l'une des entreprises la mieux organisée de notre temps, convoie ses affirmations par un groupe de Docteurs (1).

Ainsi fut l'affaire *Merlatti*, le jeûneur qui constitua un « miracle libre » et que tout Paris, Faculté de médecine comprise, alla constater : En voici l'histoire de première main.

Un Comité de 3 ou 6 médecins eut le contrôle de jour et de nuit du « miraculé » et certifiait quotidiennement sur l'honneur son abstinence parfaite. Or, tous ces Docteurs, vendus au *Barnum Moron (de la Médecine Nouvelle)* escroc de la plus belle envergure, comme on vient de le lire, connaissaient le « truc » d'ailleurs des plus simples, de l'alimentation !

Le *Professeur B...*, né malin, parceque méridional,

1. Il ne faudrait pas croire que ces parjures à l'honneur, se trouvent hors la loi de l'esprit médical. On peut voir dans mon Dictionnaire d'Electricité, ainsi que dans d'autres de mes œuvres, la preuve évidente indiscutable que ce mal honteux vient d'en haut. Les promenades de *Crudanet et (des Morticolles)* et consorts dans les Villes d'Eaux, montrent un penchant si vif pour la réclame, que tout doit lui être sacrifié.

moins sot en tous cas que tous les autres, surprit, dans une simple palpation, le bol alimentaire.

Sacré farceur ! Qu'est-ce que c'est que cela? dit-il à *Moron*, avec un coup d'œil que celui-ci comprit sans doute, car il obtura les mandibules de l'indiseret par un volet en or de poids convenable, dit l'histoire.

Toutes les affaires surhumaines ou mystérieuses s'expliquent facilement, quand on peut les connaître d'un bout à l'autre ; mais quand le parchemin du Docteur vient y jouer un rôle, on peut conclure à une mystification !

Il y eut toutefois dans l'affaire *Merlatti* une quasi exception.

Je vis entrer certain jour le *Docteur L...*, un débiteur, médecin malheureux(1), dans un état de dépression impressionnant.

Mon cher Chardin, dit-il en sanglotant, je suis perdu !

Et comme je restais ahuri.

Je n'ai même plus d'honneur ! J'étais du conseil des Médecins de l'affaire Merlatti. Jamais je ne me consolerai d'avoir participé dans cette escroquerie ! Il mourut quelques semaines après (2) !

1. Ce qui est peut être, dans l'espèce, une raison pour expliquer sa mauvaise action.

2. Que penser de MM. les Docteurs, ses collègues, auxquels certainement cette compromission parut une peccadille ? sinon qu'ils sont coutumiers du fait!

Les Morticoles

J'ai relu *Léon Daudet* ! (1) Comme tout le monde je l'avais lu en écolier, entraîné par la verve de l'Auteur et l'originalité stupéfiante de ses observations ou comme un médecin sans comprendre ce que je lisais. Cela doit avoir bien vieilli, me disais-je en mettant le volume en mains. Non ! Cent fois non ! et l'on trouve facilement aujourd'hui comme hier, les tristes personnages dont le portrait a été si habilement traité par la plume de l'illustre écrivain.

Il serait à désirer que ce livre fût dans toutes les mains (2). Le public, juge de mes appréciations, verrait clairement que malgré leur apparence violente elles sont loin d'être exagérées. Il comprendrait en-outre quelle lutte (le public, routinier et prédestiné, aidant) j'ai eu à soutenir pour imposer la vérité et sauver des griffes des maîtres tant de victimes leur sacrifiant bourse et santé. Toutefois pour prendre à cette lecture un réel intérêt, il faut, à mon sens, en avoir la clef. Les personnages sont nos contemporains, certains d'entre eux sont encore dans la vie active... médicale et... politique, bien entendu. Cette clef, je l'ai à la disposition de mes correspondants.

1, Daudet affirme, ai-je dit, que, quelle que soit la nullité d'un individu, il est toujours sûr d'être Docteur ! Peut on être surpris de rencontrer en médecine beaucoup plus d'insuffisance que dans n'importe quel métier !

2 Fasquelle, éditeur 11 rue de Grenelle : 27000 volumes sont, dit-il, déjà répandus dans le public... ce n'est pas assez ! Lisez les morticoles.

Marche de la Méthode E. C. V. dans le monde

Où il faut en venir pour décider le malade à se guérir

Lire l'observation 3347-138

Fig. 1920-26

Reconnaissance très vive pour ma santé rendue

Propagateur jusqu'au sacrifice

Nos Morticoles du XXe Siècle. — La Mécanothéraphie

Parmi les systèmes imposés par la mode, et surtout, à nos médecins, par leur origine étrangère, systèmes qui se distinguent au point de vue scientifique par l'absence absolue de tout raisonnement, j'ai signalé la mécanothérapie, et observé souvent les sottes prétentions de ce procédé, procédé dangereux dans les mains innocentes de nos maîtres.

J'ai assisté à des séances dans un établissement du centre de Paris, qui sans les souffrances imposées aux malheureux, eussent été burlesques.

J'ai entendu le médecin en chef de ces salles d'inquisition déclarer à ses satellistes que les Compagnies d'Assurances contre les accidents se plaignaient du mauvais rendement de ces procédés. J'ai été alors invité à faire une installation électrique, permettant de donner des courants qui, sous cette direction mercantile, ajoutaient hélas leurs effets aux martyrs de la mécanothérapie... Les guérisons furent cependant plus hâtives.

Mais je constatai que là comme ailleurs, les médecins ne se rendaient aucun compte de ce qu'ils faisaient. Autrement, ils n'eussent pas eu l'infernal aplomb de continuer leurs dégâts... quoique capables de tout, à cet égard, je le prouve surabondamment.

Enfin, à mon grand étonnement, je lis à « *Nouvelles Militaires de l'Echo de Paris* » du 16 mars 1917.

« L'expérience a montré que dans un très grand nombre de cas, les équelles de blessures, qui étaient traitées jusqu'içi uniquement par la physiothérapie mécanique (mécanothéraphie) sont plus rapidement améliorées par le travail.

« Aussi, le Ministre de l'Agriculture et le Sous-Secrétaire d'Etat du Service de Santé, ont décidé que, dans toutes les régions où il n'en existe pas déjà, de petits centres hospitaliers agricoles seront créés autour du centre de physiothérapie. »

Enfin ! Et le plus extravagant, c'est que l'observation vient de médecins militaires, tellement observateurs en général, que rien ne transpire de leur observation !...

J'ai dit que les suites de blessures, avaient pour conséquence des troubles circulatoires évidents, et qu'au lieu d'agir sur le membre intéressant, il était tout indiqué de le faire profiter d'une circulation plus abondante ; que le muscle, dont la vitalité était atteinte ne demandait qu'à être tonifié, et que, fait pour le mouvement, il reviendrait fatalement et promptement à sa destinée, par le courant essentiellement tonifiant E. C. V.

Quelques ambulances militaires, dans lesquelles je me suis introduit par surprise ont affirmé ma théorie. Deux d'entre elles ont été particulièrement félicitées par le Docteur *L...*, auquel on cacha les coupables... (mes appareils). C'est à ce point !

Mais, Monsieur le Major, en huit jours, mon courant très faible (1 milliampère), appliqué pendant 12 à 15 heures quotidiennement, quand vous en employez 50 pendant 5 minutes, a sauvé le malade. Seriez-vous donc plus savant que notre maître *Charles-Henry* qui a approuvé mon principe : *L'intensité ne peut remplacer le temps* ! Ou bien, ce qui est plus probable, seriez-vous, comme tout homme d'Ecole, envoûté au point de ne pas comprendre un principe ou une vérité ?

J'ai reçu la visite d'un jeune homme blessé, rendu à la vie civile, incomplètement guéri. Voici le régime électrique qu'il subissait : Pour un bras : 5 minutes de courant très fort sur l'avant-bras ; 5 sur le bras, puis séance de 15 minutes de mécanothérapie, tellement douloureuse que la terreur inspirée ne lui quittait jamais l'esprit !... D'où neurasthénie !...

En tous cas, il est à désirer que nos pauvres blessés écoutent ma voix et s'inspirent de mon expérience. Il faut qu'ils sachent bien qu'il n'est pas indispensable d'acquérir mon appareil, qu'avec beaucoup d'autres machines et de bons conseils on peut prétendre à de très bons résultats, et ces conseils, je les donne inlassablement gratuitement.

Le Docteur *Vérut* de *Charly* (*Aisne*) m'écrivait :

Avec de vieux appareils de *G*... et de vous, sortis de mon grenier, où ils avaient été placés comme au moins inutiles... et vos principes, je fais des miracles !... (voir 17064-60).

Et le Docteur *Lafond-Grellety* (page 50) procède du même ordre d'idées. Je citerais des centaines d'exemples semblables.

Hélas! ces monstres humains que l'Etat parchemine n'ayant même pas, comme le constate le Pontife De B..., p. 186[1] la faculté de comprendre ce qu'ils lisent, retombent invariablement dans leur vice incarné par leurs maîtres.

Le pauvre *Dumanet*, simple numéro, ne pourra, comme l'animal (que dis-je ! l'animal se défend encore), que condenser (1) ses angoisses et sa haine, puisque toute rouspétence lui est défendue.

—o—

*Où donc ai-je lu l'horrible anecdote suivante? car enfin, il est des choses que l'on ne peut inventer même dans l'état de rêve :

Le Capitaine C... parcourt, agité, la rame d'un train de blessés, demandant partout le médecin !

Il le trouve enfin en tête à tête avec une jolie infirmière, dans un coin de son cabinet. Il en est évidemment à l'assaut final.

Le capitaine l'interpelle violemment :

Vous n'entendez donc pas les cris de ce blessé ?

Qu'il nous f... la paix ! : il gueule comme ça depuis notre départ.

1. Le poilu manifeste en général la plus profonde antipathie pour le médecin dont il comprend la nullité quoique dissimulée sous l'arrogance et dont il redoute la brutalité.

Mais Major, la jambe cassée du malheureux pend en-dehors du lit, et chaque mouvement du train en fait une véritable balle élastique.

Je n'y peux rien !

Mais encore, insiste le capitaine.

Je n'y peux rien, vous dis-je, je suis médecin accoucheur... et il continue son assaut !...

—o—

*Le *Docteur Z...*, médecin étranger, de la Faculté de Paris, lauréat des hôpitaux, fréquentant la quatrième page des journaux, s'occupe des affections de l'estomac. « J'utili-
« sais jadis l'électricité, me dit-il, mais cela me dérangeait,
« les malades m'embêtaient : tantôt, ils ne comprenaient
« pas, tantôt ils sentaient trop le courant, tantôt pas
« assez ; ils tourmentaient l'appareil qui arrivait à ne
« plus fonctionner ou à fonctionner irrégulièrement,
« d'où réclamations, visites, explications... temps perdu
« enfin, pour des imbéciles qui n'en valent pas la peine.

« Je pris, dit-il, appuyé sur un gros livre à images,
« hardiment la détermination de composer un principe.
« Ce principe utilisait un certain nombre de farines et de
« farineux que je donnais à pleins bras à mes malades et
« que mon parent, pharmacien, se chargeait de leur
« vendre au meilleur tarif.

« Ce qu'il me faut, à moi, c'est la *galette* de ces imbé-
« ciles ! Quand ils sont gavés, ils sont ravis ! ils en ont
« pour leur argent, me paient et me remercient !... et je
« leur dis : Je ne suis pas un charlatan, moi. Il est inutile
« de revenir me voir et de dépenser votre argent. Ecrivez-
« moi, cela me suffit... J'en suis ainsi débarrassé !

« Et voilà », termine-t-il, à la stupéfaction de mon
« personnel et de deux clients... « ce n'est pas plus malin
« que cela ! »

Le Public est jugé aussi bien par ce fait que par l'affaire

Macaura... car ce médecin (un étranger, bien entendu), a une fortune considérable!

—o—

Un parasite de l'E. G. V.

Le document qui suit a pour but de démontrer comment la plus parfaite des théories peut être ridiculisée par l'homme envoûté et mercantile qu'est le médecin.

Je laisse à Richard (lettre 3214-142) le soin de la mettre au point.

N'est-ce pas curieux de voir un médecin, n'ayant obtenu des résultats avec l'électricité que du moment où il applique ma méthode, retomber dans le tâtonnement et l'intuition personnelle (qui est, je l'ai assez démontré la négation de tout).

Rien de ce que contient cette ordonnance ne peut soutenir la discussion!

Et je laisserais ce petit chef-d'œuvre dans le néant, s'il ne me donnait la certitude du danger que court mon principe dans le monde thérapeutique et s'il ne confirmait la rigueur de mes attaques contre ce monde plagiaire et accapareur (1)!... J'ai d'ailleurs écrit « que le malade devait être son propre médecin ».

Voici donc l'ordonnance :

3318. « Le traitement électrique comportera chaque jour deux « sortes d'application :

« Le matin, application locale.

« Le soir, application générale.

« 1° Application locale d'une durée de 30 minutes, au lit ou « levé.

« *a*) Placer une électrode sur la nuque, reliée au pôle positif.

« *b*) Placer une électrode sur la main, reliée au pôle négatif.

1. Le Doct. *Lafond-Grellety* (page 55*) me donne la mesure de la confiance que l'on peut avoir dans sa corporation

« Une petite secousse toutes les dix minutes, soit 3 petites « secousses par matinée (1).

c) Utiliser de 6 à 12 piles : *jamais moins, jamais plus* (2).

« 2° Application générale d'une durée de 60 minutes, au lit, au « moins une heure après le repas du soir (3).

« a) Placer une électrode sur le front, reliée au pôle positif.

« b) Placer une électrode sur la face dorsale du pied (tantôt « du côté droit, tantôt du côté gauche), reliée au pôle « négatif.

« c) Toutes les 30 minutes, c'est-à-dire une fois pendant l'ap- « plication générale, on « renverse » le courant à l'aide « d'un renverseur si l'appareil en a un, ou, dans le cas « contraire: en reliant le fil du front au pôle négatif, et « celui de la face du pied au pôle positif (4).

« d) On utilise pour l'application générale une ou deux « piles, *jamais plus* (5).

« Le traitement sera continué *sans interruption* pendant *trois mois* « au moins (6). »

1. Sans aucun doute, notre savant plagiaire s'est inspiré de la Médecine Nouvelle dont les plaques dynamo-dermiques devaient durer 521 h 43', 32" et dont le malade calculait l'emploi de façon mathématique. Or, la Médecine Nouvelle était la « plus grande escroquerie moderne »... le rapprochement est peut être sévère ! Mais aussi pourquoi ces gamineries qui démontrent le mépris le plus complet du malade et de la science et du bon sens !

D'ailleurs la *Médecine Nouvelle* faisait des guérisons... c'était une compensation !

2. Le médecin, en général, prétend à la précision, précision très élastique comme on voit et la négation du sens commun, c'est un des signes de son envoûtement (voir Doct. *Lafontaine*, page 58*).

3. Et moi qui prétends venir au secours des organes en travail et qui écris : Si l'estomac est délicat, paresseux, mettez le courant pendant les repas et pendant la digestion ! Décidément, je ne reconnais plus la méthode que ce même Docteur trouvait si parfaite !

4. Nous retrouvons notre E. C. V. classique au milieu d'un pot pourri de fantaisie et de misanthropie ! Pauvre médecine !

5. Pourquoi donc ne pas régler le courant comme en E. C. V. pure ? Respect de la sensibilité du sujet. La conscience de leur érudition et de leur bagage scientifique les pousse à toujours s'imposer !

6. Toujours le même esprit ! Traitement de trois mois, précisément ! Pourquoi trois mois ? C'est du boche tout pur !

J'ai rappelé par ailleurs, ce malade m'exhibant une ordonnance d'un savant allemand, prévoyant pour un mois l'effet du médicament quotidien qu'il imposait à ce constipé... la dernière étape étant une solution de queue de cheval desséchée. Je guéris le malade par une seule intervention de lavement électrique.

Conclusion Pratique

Voyons, Docteur *L. G...*, étant données vos propres réflexions, celles de vos collègues, les épouvantables promiscuités des médecins, lesquels avec les Syndicats, ont foulé aux pieds tout honneur, pouvons-nous, nous *Public* dont je je fais partie, puisque je ne suis pas un savant comme vous, pouvons-nous confier notre sort à un médecin ?

Ne serait-il pas urgent que les médecins non-syndiqués en fissent ouvertement la déclaration ?

Peut-on éspérer que la dure leçon de la guerre ramènera dans l'esprit du médecin, les sentiments patriotiques dont il devrait donner l'exemple (1) ! Je ne le crois pas !

A quel titre avons-nous une ribambelle de ces gaillards-là dans nos chambres ? Français ou Boches ?-?

Le médecin traite la Patrie comme la santé publique : « toutes deux sont faites pour le médecin » dirait l'ineffable *Docteur Merlou*, député ministrable : c'est son industrie, son commerce, dont le mot patriotisme est banni comme gênant... La preuve ? Mais l'accouplement des deux industries, dont chacune exige une pratique constante et de ce fait, l'exclusivité !

Il en est ainsi du Droit, assimilé a la médecine par le *Docteur J...* page 38*.

Ces gens universels, bavards, brouillons et d'esprit fugace, par grâce d'état, sont les termites destructeurs de la Société et le malheur de notre France ! Les preuves

*1. Le Docteur C ... un embusqué membre du Syndicat des médecins de la Seine, interprètant les évènements, me disait :

Nous sommes destinés à devenir colonie anglo-américaine et je me prépare à y prendre une situation prépondérente. Si les allemands étaient meilleurs colonisateurs je me ferais volontiers Allemand...

Quoique blindé envers ce monde spécial, j'étais anéanti et demeurai sans réponse !

en sont éclatantes ? À toi *Public* d'être plus raisonnable, de considérer ton intérêt au lieu de te laisser entraîner par le bagout, le titre ou l'habit (1).

Dois-je rappeler ces tristes affaires dans lesquelles nous avons vu des majors : les *Laborde* et autres, enlever à la Patrie, moyennant finances, d'excellentes recrues ?

Le monde médical, en somme, est-il digne de la haute mission que lui donne l'Etat, avec sa protection ?

Est-il digne de la sotte tendresse rêvée par vous-même, docteur *L... G...* ?

En vérité, je ne le crois pas !

Enfin, nous devons faire mention de l'accusation portée, dans la grande Presse, par les Professeurs *Gautier* et *Daniel*, ainsi que par un éditorial d'*Excelsior*.

« *La médecine française est boche !* »

La médecine *belge* n'existait plus : la bocherie avait tout contaminé ! Mes relations commerciales jadis considérables avec ce pays s'étaient petit à petit amoindries jusqu'à devenir nulles !

Et pensez-vous maintenant, *Doct. L.. G...*, que je n'ai pas eu raison, pour la santé publique, de démasquer ces bandits ?

Pensez-vous qu'en principe, une méthode comme l'E. C. V. qui s'est révélée à vous comme l'honnête panacée, parce que, en raison de votre fortune, vous mettez peut-être la guérison du malade avant son exploitation ; pensez-vous, dis-je, que cette méthode si simple, si pratique, si universelle, si inoffensive, si active, pouvant théoriquement, logiquement toujours guérir, ainsi que vous l'avez constaté vous-même, puisse avoir grâce,

1. Je pourrais citer nombre de praticiens ayant négligé la médecine pour le métier plus reposant de politicien. D'autres, vieux, abrutis par leur âpre pratique et obligés de l'abandonner qui se font bombarder *députés* ou *sénateurs*... apportant dans l'arène difficile et exigeante de la politique, un état mental usé, déprimé, incapable d'une bonne inspiration ! Tous ceux qui participent à cette complaisance sont passibles de *crime de lèse-Nation !*

être favorablement accueillie par tous les hommes tarés de votre honnête profession ?

Comme moi, vous manifestez (page 53*) l'espoir que même la pensée de ces morticoles vos collègues, n'effleure pas l'E. C. V., car elle la cuisinerait.

On peut même ajouter que le « Morticole » syndiqué (1), parcheminé par les Institutions savantes, protégé par l'Etat, est bien pour le Public ce qu'est le Boche pour la civilisation !

Telles sont donc les raisons pour lesquelles je veux continuer mon œuvre d'assainissement et de salubrité publique.

Voilà pourquoi je vous ai emprunté ainsi qu'à un petit nombre de vos collègues, tout ce qui correspondait à mes propres pensées. Si assez nombreux sont, parmi les médecins, les « Tabar » (2) systématiquement opposés à toute idée nouvelle concernant la protection physique ou intellectuelle de l'humanité, j'aurai perdu mon temps de ce côté. Mais vis-à-vis du Public, dont je ne puis mettre en doute la bonne foi, j'aurai toujours la satisfaction du devoir accompli.

Car le *Public* est en somme, bien en peine au milieu de ce gâchis, et il me paraît être de ce fait, intéressant. La situation n'est-elle pas des plus critiques ?

Ecoutons-le !

A qui donc, s'écrie-t-il découragé, puis-je m'adresser quand je suis malade ? Le médecin est un ennemi véritable, par sa mentalité, sa cupidité et le reste ! La spécialité en pharmacie, démontre, par ses productions sans fin, que tout est mensonges dans ses affirmations. Voyons, sincèrement a qui confier ma santé et ma peau ?

Question assez embarrassante, en effet, et voici ce que

1. *Daudet* ne connaissait pas cela sans doute, autrement quel quart d'heure il eut fait passer à ces « Morticoles » !

2. Le chirurgien Tabar, repoussant personnage, très curieux des « Morticoles », qui cause dans le lèche-pieds invoqué par le docteur Beymier, (V. 3061-59), la déroute d'un candidat.

***

je lui conseille : Marchez avec l'E. C. V. mais il faut, non seulement s'y soumettre, mais la propager. Je pourrais citer des centaines de familles qui, depuis 5 et 7 ans, n'ont jamais eu recours au médecin Les petites niaiseries de la santé peuvent, par routine, être confiées au pharmacien, plus apte souvent, que le médecin à ces interventions. Le médecin, sapé dans ses bases, sera amené ainsi à oublier cette Ecole absurde et fatale et à accepter les moyens qui lui sont offerts par quelques personnalités non parcheminées c'est vrai, mais présentant, pour cette raison, des principes étudiés et indiscutables.

Un mot encore !

Le lecteur a pu remarquer dans tout ce qui précède que je m'attaque beaucoup plus au médecin d'Ecole qu'à la médecine dont je constate seulement l'impuissance, et pour bien montrer quel est mon sentiment à cet égard je déclare même bien haut que la médecine de notre pays serait la première du monde, si elle était ce qu'elle devrait être désormais : véritablemeut accueillante, sérieuse et surtout bien française (1). La guerre, à côté de certaines défaillances, a révélé sans conteste, qu'un grand nombre de médecins sont animés du plus inlassable dévouement. Nous espérons que les évènements actuels, seront pour la médecine, le prétexte à une véritable rénovation et qu'elle s'acheminera définitivement vers la science exacte qui exclut toute compromission, tout manquement à l'honneur. Alors, le médecin pourra porter la tête haute dans l'Univers entier !

1. Les étudiants étrangers se portent tous vers l'Allemagne ! C'est logique ! Ne voient-ils pas tous nos hôpitaux envahis par les appareils boches ! Saint-Louis, Service de *De Beurmann* (un nom breton, me dit un Marseillais) a pour plusieurs milliers de francs de ces œuvres d'outre-Rhin ! que le Maître a pris la peine d'aller chercher lui même ! N'est-ce pas le raffinement dans la honte ? Et le Directeur est un politicien !!! Pauvre France ! C'est le même Pontife qui disait à ses élèves : nous lisons beaucoup, Messieurs, mais nous comprenons peu ! Compliment peu flatteur, quelle que soit la provenance et accepté sans rouspétence, par les étudiants en voie d'envoûtement par l'Ecole et de ce fait, sans défense !

Le rêve d'un Philanthrope

Un établissement où l'on puisse pratiquer ma méthode ainsi qu'il ressort de tout ce qui précède, voilà ce qu'il faudrait à l'humanité pour sa santé, pour son bonheur.

Si l'Assistance Publique avait la moindre conscience du bon emploi de l'argent qu'elle détient et qui appartient en principe aux pauvres, ne devrait-elle pas, sans se soucier des titres et des oripeaux, prêter une oreille attentive à ce qui peut améliorer la situation des malheureux ? (1).

L'installation est insignifiante, elle n'entraîne aucune modification des choses actuelles. Elle est quasi-officielle puisqu'elle repose sur l'électricité, en grande vogue en ce moment mais appliquée en dépit du bon sens dans les hôpitaux.

Les effets du traitement par ma méthode E. C. V., étant déjà très répandus dans le public, la facilité de l'application, donnerait des résultats immédiats et son extension (2) s'accomplirait d'elle-même.

La dépense d'une semblable organisation pourrait être très réduite, me faisant fort de soigner en même temps, avec deux accumulateurs d'automobile, tous les malades qui se présenteraient, fussent-ils cinq cents !

J'espère que ma voix sera entendue, et je m'engage alors à faire de l'établissement E. C. V. le rendez-vous des plus étonnantes guérisons !

1. Hélas ! la politique y règne en maîtresse, par suite des nombreux médecins qui envahissent la situation exceptionnelle de Q., M., Un directeur indépendant ne tiendrait pas contre tant d'autocrates, s'il n'épousait pas leurs tristes principes.

2. J'en ai la preuve dans mes propres affaires, qui se font sans réclames et malgré le médecin, soit, par le simple et logique effet des guérisons, des miracles, qui servent d'exemple aux néophytes récalcitrants ! C'est la boule de neige, le meilleur de tous les systèmes, le seul honnête, car il faut que les principes, les faits et les guérisons puissent supporter bravement la discussion, les observations et le contrôle!

Année 1918

LES ÉTRENNES D'UN APOTRE

J'apprends avec un vif plaisir que le service d'aviation a soumis ses sujets à un courant général *préventif*(1), dont ils éprouvent le plus grand bien.

C'est un début timide, oh combien ! sans aucune portée théorique hélas ! dans la voie scientifique où je suis depuis si longtemps engagé (2) !

Quoi ! il existe un officiel ayant fait une innovation qui bouleverse le ramolissement des Services hospitaliers ! Le bûcher seul peut en effacer la trace et les conséquences !

Il est vrai que le pôvre n'a pas d'autre ambition que de réchauffer les extrémités de ses sujets, puisqu'il ne se doute pas du Principe auquel il obéit ; il n'emploie pas la haute fréquence ni la radiothérapie parce qu'il n'a pas place pour ces encombrantes inutilités (voir 2270-73). Il y a vraiment une Providence !...

S'il avait compris la raison du bien être des aviateurs, tous les Services Publics seraient déjà modifiés en ce sens ou alors c'est un criminel !

Combien souvent j'ai eu l'intention d'intéresser l'aviation à mes principes ! mais j'ai toujours été retenu par des considérations résumées dans les observations du

1. Voir dans toutes mes publications précédentes l'importance que je donne à cette propriété spéciale

2. Service des tranchées, pieds gelés, faiblesses constitutionnelles, etc., qui trouveraient dans mon Principe un réconfort extraordinaire.

Docteur Lafontaine, page 57, « *Dieu que c'est dur pour un maître de comprendre des choses si simples !* », ou bien du Major X... (3248-77) « *La sottise médicale vient d'un monstrueux orgueil* », ou encore cet autre n° 3218-144, qui se présente quotidiennement et est de règle générale chez tous les envoûtés orgueilleux de la sabredache : « *chasser des Hôpitaux tout ce qui gêne leurs doctrines* », par conséquent, *chasser tout ce qui guérit !*

Ne voit-on pas, en effet, le commandant *Ricard*, n° 3336-97, ébahir les maîtres, demi-maîtres, sous-maîtres, élèves-maîtres, tous les porte-galons, en un mot, en mettant sous leurs yeux un petit appareil *Chardin* qui occupe son gousset et ne le quitte jamais.

Tous ces malheureux officiels sont tellement aveugles intellectuellement, si loin de la logique, du bon sens, de la constatation même des faits; tellement abrutis, crétinisés, envoûtés, que je suis porté à croire le *major N...*, page 138*, qui reconnaît l' « *asinerie* » *de ses collègues et accorde une centaine d'années à la médecine, pour commencer à concevoir son rôle et sa destinée.*

Enfin, l'électricité E. C. V. ferait merveille parmi les victimes de la guerre, (*voir les observations spéciales des pages 91 et suivantes*), mais horreur ! ! n'est-elle pas, dit le Docteur L... G..., page 168, « *l'œuvre exclusive de Chardin* » ! ! Que peuvent contre une telle constatation : la santé, la vie de tant de malheureux ! Lire la lettre 2785-57, d'un médecin qui connaît bien son monde !

P.-S. Peut-être le Doct. M..., 2237-66, pensera-t-il que je suis profondément vexé de voir mon Principe à l'égale d'une antique chauffrette et que ma plume s'égare en de violentes allusions ! Il n'en est rien ! Combien, au contraire, suis-je heureux de servir ainsi ma belle Patrie !... car si j'en crois certains propos, je ne suis pas étranger à ces décisions extravagantes officiellement parlant.

Résumé des Observations

Tableau Groupant les Observations par Maladie ou Organe

Il m'a semblé que l'esprit pouvant éprouver une grande confusion de la lecture de ce Précis se verrait ensuite dans le plus grand embarras pour retrouver certains points plus particulièrement intéressants. Cette double présentation du Précis m'a paru nécessaire.

Explication du Régime employé :

Le groupe de deux nombres (2718-130), par exemple, donne le n° de l'observation et la page où se trouve cette observation.

Le nombre unique (86), donne la page intéressante.

Celui (56[1]), le renvoi intéressant dans le bas de la page 56.

Celui avec astérisque (26*), l'endroit exact de la page 26 où l'attention doit se porter.

En un mot, ce sont toutes combinaisons qui ont pour but de faciliter la prompte assimilation des documents.

A

E

F

N

O

P

U

V

Y

***

Ainsi cette longue liste de maladie, (soit exactement) 238 dont un grand nombre frôlent le miracle, sont traitées et guéries par cet appareil sans qu'il soit imposé aucune combinaison spéciale.

Que serait cette nomenclature, si je présentais les 8000 observations qui composent le recueil complet ?

Puis je enfin espérer que le Public concluera d'une façon définitive qu'un Principe et un seul appareil qui permettent tout cela doivent être irrévocablement considérés comme une panacée ? Car enfin, il serait temps que je puisse m'arrêter dans la voie de ces travaux complexes, que leur inutilité rend vraiment pénibles !

N'est-il pas révoltant, en effet, pour un inventeur, un apôtre dévoué à la santé (le plus grand des biens), de prendre tant de peine pour se faire écouter, alors qu'il s'agit d'une chose de laquelle j'ai pu dire aux pusillanimes et aux récalcitrants : « Savez-vous faire et donner à propos un verre d'eau sucrée ? » Eh bien, se soigner et se guérir par ma méthode n'est pas plus complexe.

TABLE DES MATIÈRES

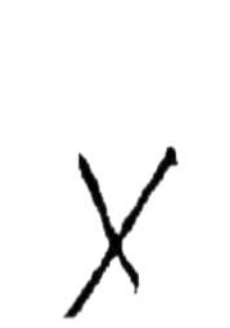

www.ingramcontent.com/pod-product-compliance
Ingram Content Group UK Ltd.
Pitfield, Milton Keynes, MK11 3LW, UK
UKHW020452200726
13857UKWH00002B/680

9 782012 868434